Blankenhahn

Hörgeräte-Ratgeber

D1695046

# gustav fischer
# taschenbücher

# Hörgeräte-Ratgeber

mit Übungsprogramm

Rudolf Blankenhahn

53 Abbildungen, 21 Tabellen

SEMPER BONIS ARTIBUS

Gustav Fischer Verlag
Stuttgart · Jena · New York · 1993

**Anschrift des Verfassers:**

Rudolf Blankenhahn
Postfach 33 01 01
80061 München

Der Autor ist Hörgeräte-Akustiker. Er war viele Jahre in einem Hörgeräte-Fachinstitut tätig. Nach einer berufsbegleitenden Zusatz-Ausbildung zum Audiologie-Assistenten ist er jetzt Mitarbeiter einer Universitäts-HNO-Klinik und mit Aufgaben der Gehörmessung und der Überprüfung von Hörgeräten bei Erwachsenen und Kindern betraut.

Die Deutsche Bibliothek – CIP-Einheitsaufnahme
**Blankenhahn, Rudolf:**
Hörgeräte-Ratgeber : mit Übungsprogramm / Rudolf Blankenhahn. – Stuttgart ; Jena ; New York : G. Fischer, 1993
(Gustav-Fischer-Taschenbücher)
ISBN 3-437-00731-9

Satz + Druck: Laupp & Göbel, Nehren bei Tübingen
Einband: Hugo Nädele, Nehren bei Tübingen
Printed in Germany                                        0  1  2  3  4  5

# Geleitwort

Vorbedingung für die Entwicklung menschlichen Geistes, für Kultur und Zivilisation ist die menschliche Sprache. Sprach-Verstehen aber verlangt Hören. Sprache ohne Hören ist grundsätzlich nicht denkbar. Erst das Sprechen- und Verstehen-Können macht aus dem zweibeinigen biologischen Wesen den Menschen.

Schlechtes Hören ist anstrengend. Wer mit ungenügendem Hörvermögen einem Gespräch, gar einem Gruppengespräch folgen muß, dem wird fortwährend eine überhöhte Anspannung und Konzentration abverlangt; er betreibt quasi ständig einen Hochleistungssport ohne Pause – und darin ist das Versagen vorprogrammiert: Versagen aber heißt hier: abschalten, resignieren, sich zurückziehen und einsam werden mit allen nur denkbaren Folgen; es bedeutet nicht selten auch Versagen im Beruf und sozialen Abstieg.

Fast jeder fünfte Einwohner Deutschlands hört schlecht. 95 Prozent der Schwerhörigen aber kann nur mit Hörgeräten geholfen werden. Und solche versorgungsbedürftige Schwerhörigkeit wird weiter zunehmen, denn der Bevölkerungsanteil alter Menschen steigt schnell, und Innenohrschwerhörigkeit ist eine typisch altersbegleitende Störung. Aber auch jüngere Menschen erleiden heute immer häufiger eine Innenohrschwerhörigkeit durch Zivilisationsschäden verschiedenster Art, vor allem durch Lärm in Beruf, Umwelt und Freizeit. Verbreitetes Fehlen eines Hörbewußtseins und traditionelle Geringschätzung unseres Hörsinnes fördern eine nicht selten leichtfertige Schädigung des Gehörs und behindern zugleich die rechtzeitige angemessene Hörgeräte-Versorgung.

Die Hörgeräte-Versorgung der deutschen Bevölkerung ist im internationalen Vergleich erheblich rückständig: Von 10–15 Millionen versorgungsbedürftigen Schwerhörigen sind bis heute erst ca. zwei Millionen versorgt, von diesen nur ca. 8 Prozent beidohrig (im EG-Durchschnitt 27 Prozent, in den USA 50 Prozent).

Das Fehlen ausreichender Information über die Möglichkeiten der Hörgeräte-Versorgung, die traditionelle Fehlbewertung des Gehörs und der Schwerhörigkeit, eine weit verbreitete Verkennung des schwerhörigen Mitmenschen und psychologische Hemmungen, sich zur Hörbehinderung zu bekennen, und dazu nicht zuletzt Kostengesichtspunkte vor politischem Hintergrund, das sind die wesentlichsten Faktoren dieser Unterversorgung. Nur intensive Aufklärung kann, über die Sorge für vorbeugenden Gehörschutz hinaus, in der Bevölkerung, bei den Hörbehinderten selbst, bei Kostenträgern, Verwaltung und politischen Entscheidungsgremien die Möglichkeiten, die Notwendigkeit und die Vorteile rechtzeitiger und optimaler Hörgeräte-Versorgung deutlich machen als Voraussetzungen für die Bewahrung zwischenmenschlicher lautsprachlicher Kommunikation, damit zugleich der Arbeits- und Berufsfähigkeit und der allgemeinen Lebensqualität.

Wie aber komme ich zu einer sinnvollen Hörgeräte-Versorgung? An wen habe ich mich zu wenden, wer hilft mir richtig? Was gibt es eigentlich für Hörgeräte? Wie weit können solche Hörgeräte mir wieder zu einem guten Sprachverstehen verhelfen? Und wie habe ich mit meinen Hörgeräten umzugehen, was alles muß ich lernen und was kann und muß ich selber tun, um wieder richtig hören zu können? Viele, sehr viele Fragen stellen sich dem, der endlich eingesehen hat, daß das eigene Gehör nicht mehr ausreicht, und daß es so wie bisher nicht mehr weitergehen kann. Sie stellen sich aber häufig auch dem, der zur Hörgeräte-Versorgung zu beraten oder über sie zu entscheiden hat.

Auf alle diese Fragen soll dieser «Hörgeräte-Ratgeber» eine Antwort geben. Hier soll eine Informationslücke geschlossen werden, die sich nur allzu oft den Hörbehinderten und den Hörgeräte-Trägern auftut, aber auch denen, die mit der Hörgeräte-Versorgung beruflich befaßt sind, vom beratenden Hausarzt, dem Sozialarbeiter, Altenbetreuer, Pädagogen und Erzieher über den Ohrenarzt und den Hörgeräte-Akustiker hin zum Angestellten der Krankenkasse, den verantwortlichen Leitern der Kostenträger, schließlich bis hin zu den Verwaltern und den Entscheidungsträgern der Politik.

Dieser Ratgeber hat schon lange sehr gefehlt. Das Konzept ist anspruchsvoll, aber die Lösung der Aufgabe erscheint rundum gelungen. Leicht lesbar und verständlich werden alle wichtigen Fragen formuliert und erläuternd beantwortet, dabei auch Probleme und noch fehlende Problemlösungen der Hörgeräte-Versorgung nicht verschwiegen. Hier ist zum ersten Male wohl alles übersichtlich zusammengestellt, was zu einer modernen optimalen Hörgeräte-Versorgung gehört und zur optimalen Ausnutzung der immer besseren Hilfen, die uns die moderne Technik zur Verfügung stellt.

Die Hals-Nasen-Ohrenärzte, denen die Betreuung der Hörbehinderten in erster Linie aufgetragen ist, begrüßen diesen Ratgeber für ihre Patienten als eine besonders wertvolle Hilfe zur Wiedergewinnung eines ausreichenden Gehörs und wünschen dem Buch eine weite Verbreitung und gute Resonanz.

Prof. Dr. Klaus Seifert
*(1. Vorsitzender des Deutschen Berufsverbandes*
*der Hals-Nasen-Ohrenärzte)*

# Vorwort

Dieses Buch will objektiv, fachlich fundiert und doch allgemeinverständlich über Hörgeräte informieren. Es berücksichtigt Aussagen von Schwerhörigen und bezieht Erkenntnisse aus unterschiedlichen Fachrichtungen mit ein.

Hörgeräte sind Hörhilfen, die der Ohrenarzt verordnet und der Hörgeräte-Akustiker anpaßt. Vom Erkennen der eigenen Schwerhörigkeit bis zum routinierten Gebrauch von Hörgeräten ist es oft ein unerwartet langer Weg. Woran das liegt, will dieses Buch aufzeigen.

Ein Buch über Hörgeräte muß immer auch ein Buch über schwerhörige Menschen sein. In unserer Gesellschaft besteht Schwerhörigen gegenüber das Vorurteil, sie seien begriffsstutzig, alt, ja dumm. Schwerhörigkeit trifft aber Neugeborene, Säuglinge, Kinder, Jugendliche und Erwachsene. Wenn Sie Vorurteile fürchten und deshalb kein Hörgerät tragen wollen, schaden Sie sich nur selbst. Der Ratgeber versucht, Hemmschwellen abzubauen und einen Weg zum selbstbewußten Umgang mit der Schwerhörigkeit und mit technischen Hörhilfen zu weisen.

Ich danke an dieser Stelle sehr herzlich allen, die mit ihrer Hilfe dazu beigetragen haben, daß Sie dieses Buch in der Hand halten können: Stephan Schmidt, der mich oft ermuntert und unterstützt hat. Hans Richter, Wolfgang Brodbeck, Gerhard Künl, Angelika Busse und Frau Dr. Tietze-Netolitzky, die mir dabei behilflich waren, das Manuskript in seine endgültige Form zu bringen. Ferner danke ich dem Gustav Fischer Verlag und Herrn von Breitenbuch sowie der Lektorin Dagmar Kreye.

München, im Sommer 1993                    Rudolf Blankenhahn

# Inhalt

# Einleitung

Hörgeräte sind individuelle, technische Hörhilfen, die schwerhörigen Menschen das Hören erleichtern. In der Bundesrepublik
Deutschland (ohne die neuen Bundesländer) sind 27% der Bürger
und Bürgerinnen schwerhörig. Davon könnten etwa 4% durch eine
Ohr-Operation geheilt werden. Bei der Mehrzahl, nämlich 23%, ist
die Schwerhörigkeit nicht heilbar (64). Ihnen könnten Hörgeräte
helfen.

## Schwerhörigkeit – von vielen verkannt

«Schwerhörigkeit ist eine der am meisten verkannten menschlichen
Behinderungen» (Richtberg) (98, 99) – das gilt für die Umwelt wie
auch für die Betroffenen selbst. Es liegt wohl daran, daß es *die*
Schwerhörigkeit schlechthin gar nicht gibt, und daß wir unsere Ohren nicht wie unsere Augen verschließen können.
Unser Ohr ist in ständiger Alarmbereitschaft – selbst im Schlaf. Einen natürlichen Schutz des Ohres gibt es nicht. Im Gegensatz zur
Blindheit oder Sehbehinderung ist die Hörbehinderung von außen
schlecht nachvollziehbar. Das Wort «Schwerhörigkeit» ist ein unge-
nauer Sammelbegriff für sehr unterschiedliche Hörstörungen, die
Betroffene in gleich dreifacher Art behindern können (16, 72):

1. Das Ohr hört nicht normal, sondern zu leise, verzerrt, verfälscht
   oder verstümmelt.
2. Die Betroffenen sind im Kontakt zur Umwelt und zu ihren Mitmenschen verunsichert und gestört. Sie sind damit oft seelisch
   und gesundheitlich besonders belastet.
3. Normal Hörende wissen wenig vom Handicap der Hörgeschädigten und sind zum Teil auch wenig interessiert daran, mehr zu
   erfahren. Beruflich sind Schwerhörige oft benachteiligt und treffen auf wenig Hilfsbereitschaft.

Für die Betroffenen ist die Diagnose «Schwerhörigkeit» nicht selten ein Schock. Dies trifft um so mehr zu, wenn der Arzt erklärt, daß er die Schwerhörigkeit nicht beheben kann, sie also endgültig ist und nur noch Hörgeräte helfen. Hörbehinderte erwarten in dieser Situation häufig zuviel von der Hilfe der Hörgeräte.

Erfolg und Nutzen von Hörgeräten hängen neben der eigenen Einstellung zur Hörbehinderung entscheidend von folgenden Faktoren ab (106):

— *Erreichbarkeit von Ohrenarzt und Hörgeräte-Akustiker und der persönliche Kontakt des Schwerhörigen zu ihnen*
— *Verhalten der Angehörigen und der Gesellschaft dem Hörbehinderten gegenüber*
— *die Kostensituation bei der Abgabe von Hörgeräten zusammen mit der anschließenden Wiedereingliederung von Hörbehinderten (Rehabilitation).*

## An wen wendet sich das Buch?

Das Buch behandelt Fragen, die mit dem praktischen Gebrauch und mit der Versorgung von Hörgeräten vor allem für Laien auftreten können. Es wendet sich an Menschen, die hörbehindert sind oder Hörgeräte tragen sowie an diejenigen, die zwar nicht selbst betroffen sind, aber zum Beispiel im Beruf oder privat mit Hörgeräte-Trägern oder Hörgeräten zu tun haben. Zu den direkt Betroffenen zählen: **Schwerhörige**, die eigentlich ein Hörgerät brauchen, sich aber bisher davor scheuten; **Hörgeräte-Träger**, die unzufrieden oder gar Besitzer von «Schubladen-Geräten» sind, also Geräten, die sie nicht tragen. Aber auch zufriedene Träger und «alte Hasen» können technische Tips und Ratschläge finden.

**Angehörige und Lebenspartner** von Schwerhörigen sind oft wesentlich von dem Handicap der Schwerhörigkeit mitbetroffen. Sie finden sowohl Antworten auf technische Fragen als auch Ratschläge für das Zusammenleben mit Hörbehinderten.

Wer **beruflich** mit Hörgeräte-Trägern zu tun hat, kann sich informieren: dies betrifft unter anderem Logopädinnen, Ohrenärzte, Schwerhörigen- und Gehörlosen-Pädagoginnen, Arzthelferinnen in HNO-

Praxen und Audiologie-Assistentinnen, Krankenschwestern und Alten- und Krankenpfleger. Nicht zuletzt Sozialversicherungs-Fachangestellten der Krankenkassen sei das Buch hilfreich, wie auch Beamten und Politikern, die mit Fragen der Hörgeräte-Versorgung befaßt sind – und Hörgeräte-Akustikern für ihre Hörpatienten.

## Hinweise zum Lesen des Buches

Dieses Buch wendet sich vor allem an Laien. Sein vorrangiges Ziel ist deshalb, für die Leser verständlich zu sein. Deutsche Sprache und Fachsprache bieten jedoch oft Hindernisse, die es schwer machen, sich so auszudrücken, daß der Text fachlich und inhaltlich auch sagt, was er meint, und trotzdem leicht zu lesen bleibt. Für Verbesserungs-Vorschläge ist der Autor deshalb offen und bittet Leserinnen und Leser, sich an die unten genannte Anschrift zu wenden. Auch ist es oft nicht möglich, Vertreterinnen des weiblichen Geschlechts mit einzuschließen, ohne umständlich darauf hinzuweisen. Es bleibt nur die Wahl, diesen Nachteil hier zu nennen. Mit «Schwerhöriger», «Fachmann» oder «Ohrenarzt» ist zu gleicher Zeit auch immer die Schwerhörige, die Fachfrau oder die Ohrenärztin gemeint. Des leichteren Lesens wegen wird weiterhin der Spezialist für Hörgeräte «Hörakustiker» genannt. Die offizielle Bezeichnung ist jedoch «Hörgeräte-Akustiker». Ein wichtiger Punkt betrifft die Versorgung mit Hörgeräten: Gutes Hören und Verstehen ist natürlicherweise immer nur mit zwei Ohren möglich. Schwerhörige werden aus diesem Grunde in der Regel mit zwei Hörgeräten versorgt. Lesen Sie von «dem» Hörgerät, meint dies im Regelfall nicht eines, sondern zwei Hörgeräte für beide Ohren.

Hier nun Hinweise zu den einzelnen Kapiteln:
Im 1. Kapitel (Brauchen Sie ein Hörgerät?) behandeln wir Fragen um das Ob und Wann von Hörgeräten; welche Vorteile das zeitige Tragen hat und wo die Grenzen von Hörgeräten liegen.
Wie eine Hörgeräte-Versorgung abläuft, wer für die Kosten aufkommt und wie es um gebrauchte und Ersatz-Hörgeräte steht, erfahren Sie im 2. Kapitel (Wie kommen Sie zu einem Hörgerät?).

Das 3. Kapitel (Wie arbeitet ein Hörgerät?) gibt Ihnen allgemeine Informationen über Hörgeräte. Dabei werden medizinische und hörakustische Fragen ebenso berücksichtigt wie solche, die für Schwerhörige vor einer Anpassung von Hörgeräten hilfreich und wichtig sein können. Die Angaben gelten für alle Typen von Hörgeräten ungeachtet der Bauart.

Das 4. Kapitel (Welche Hörgeräte-Bauarten gibt es?) ist für alle interessant, die einen genaueren Überblick über die verschiedenen Hörgeräte-Bauarten haben wollen; das betrifft deren Anwendung, Ausstattung sowie Vor- und Nachteile.

Zusätzliche technische Hilfen zum Hörgerät erweitern dessen Einsatzbereich, haben jedoch leider auch ihre Grenzen: «Welche Zusatzgeräte bieten sich an?» Im 5. Kapitel werden vor allem solche Zusatzgeräte besprochen, die zusammen mit dem Hörgerät zu benutzen sind und den individuellen Hörfehler berücksichtigen.

Daß Hörgeräte-Träger nicht die Hände in den Schoß legen sollten und selbst etwas für sich tun können, weil Hörgeräte (eben leider) nicht das 2. Gehör sind, besprechen wir im 6. Kapitel (Was kann das Hörgerät nicht?). Dieses Kapitel ist auch für Angehörige wichtig sowie für diejenigen, die von Berufs wegen mit Hörgeräte-Trägern zu tun haben.

Im 7. Kapitel geben wir praktische «Tips für Hörgeräte-Träger und Mitbetroffene», die den Alltag erleichtern können. Aber auch Leser und Leserinnen, die noch zweifeln und sich zu einem Hörgerät noch nicht durchringen konnten, sollen durch diese Tips angeregt werden.

Das 8. Kapitel (Wann tragen Sie die neuen Hörgeräte?) enthält ein ausführliches Übungsprogramm für Hörgeräte-Neulinge, das anhand praktischer Hörübungen mit entsprechenden Hinweisen Rat für die erste Zeit mit neuen Hörgeräten gibt.

Im Anhang finden Sie Lautunterscheidungs-Übungen, die zum Trainieren eines besseren Sprachverstehens geeignet sind. Weiterhin enthält der Anhang ein Adressenverzeichnis von Verbänden und Vereinen im Zusammenhang mit der Hörgeräte-Versorgung.

# 1. Brauchen Sie ein Hörgerät?

Dieses Kapitel zeigt Ihnen auf, in welchem Fall Sie Hörgeräte tragen sollten. Da dies häufig zu spät geschieht, erklärt es Ihnen zunächst die Vorteile einer zeitigen Versorgung mit Hörgeräten. Wie schwierig dabei der «richtige» Zeitpunkt zu bestimmen ist, was alles für, aber auch was gegen Hörgeräte spricht, erfahren Sie hier.

## 1.1 Welche Vorteile hat das rechtzeitige Tragen von Hörgeräten?

Eine Schwerhörigkeit stört oder behindert fast immer das Gespräch mit anderen Menschen – deshalb betrifft sie meist nicht nur die Schwerhörigen selbst, sondern auch diejenigen, die mit ihnen in Kontakt kommen.

### Die kleinen grauen Zellen bleiben aktiv

Eine beginnende Schwerhörigkeit bedeutet für den Betroffenen einen Verlust an Informationen, die er normalerweise über das gesunde Gehör bekommt. Unser Gehirn erhält über Haut, Auge und Ohr etwa 1 Milliarde Informationseinheiten pro Sekunde, wovon es jedoch nur den zehnmillionsten Teil verarbeiten kann (53). Informationen erhalten wir also nicht nur über unser Ohr, sondern auch über alle anderen Sinne. So können wir zum Beispiel aus dem Gesichtsausdruck des Gesprächspartners sehen, ob dieser uns versteht und uns wohlgewogen ist oder nicht. Aus der Menge der Informationen, die unser Gehirn verarbeitet, kann es bei einem beginnenden Hörverlust leicht auf andere Quellen zurückgreifen, die es im Überfluß bekommt. So können Sie, wenn Sie nur ein Wort nicht verstanden haben, oft aus dem Zusammenhang schließen, was Ihr Gegenüber gesagt hat. Sollten Sie nicht sicher sein, ob Ihr Hörvermögen gut ist, können Ihnen vielleicht die im 7. Kapitel genannten Situationen (s. Kap. 7.1) einen Hinweis geben.

Mehr über Hörtests erfahren Sie im 2. Kapitel.

Nimmt der Hörverlust jedoch zu und gerät der noch geringgradig Schwerhörige in akustisch schwierige Situationen, kann das Gehirn nicht mehr auf andere «Kanäle» ausweichen. Zu den kompliziertesten Leistungen unseres Gehörs gehört es, in einem Stimmengewirr und zusätzlichen Geräuschen einzelne Stimmen zu erkennen, sie herauszuhören und zu verstehen. Solche Anforderungen entstehen im geselligen Beisammensein, etwa am Stammtisch, oder in einer Konferenz.

Natürlich muß nicht der ganze Alltag aus solch schwierigen Situationen bestehen. Je mehr aber ein Mensch, zum Beispiel aus beruflichen Gründen, auf Gesprächskontakt mit anderen, besonders in lärmiger Umgebung, angewiesen ist, desto häufiger muß er feststellen, daß er nicht richtig hört – oder besser: er hört, versteht aber nicht richtig.

Unternimmt der solchermaßen Betroffene nichts gegen sein schlechtes Hören, erhält das Gehirn oft über Jahre hinweg falsche und in bestimmten (Frequenz-)Bereichen keine Informationen über das Gehör.

Da das Gehör in aller Regel über die Jahre allmählich schlechter wird, können auch die dazugehörigen kleinen grauen Zellen inaktiver werden. Hören und Verarbeiten von Gehörtem geschieht letztlich im Gehirn. Je länger dieses aber auf Grund eines Hörfehlers seine «geistige Nahrung» über das Ohr nur unvollständig erhält, desto weniger arbeitet es auch. Die fehlerhafte oder fehlende Anregung bewirkt einen akustischen Verlust oder Mangel, der den ganzen Menschen besonders in bezug auf sein gesellschaftliches Umfeld, empfindlich treffen kann. Das frühe Tragen von Hörgeräten kann ältere Menschen so zum Beispiel vor Verwirrtheits-Zuständen bewahren (104). Auch zeigte sich zum Beispiel, daß bisher nur einseitig mit Hörgeräten versorgte Schwerhörige oft nur noch wenig mit dem unversorgten Ohr anfangen können, wenn sie dort nach längerer Zeit auch ein Hörgerät tragen wollen (20, 62, 63). Es tritt also auch eine akustische Verarmung auf, wenn bei einer beidohrigen Schwerhörigkeit nur ein Hörgerät getragen wird. Sie ist bei einer späten Hörgeräte-Versorgung beider Ohren kaum oder gar nicht wiedergutzumachen. Die Folge ist mit zunehmender Zeit der Verlust

des räumlichen Hörens sowie der Fähigkeit, Sprache aus Nebengeräuschen «herauszufiltern», also trotz Störlärm zu verstehen. **Je länger die Betroffenen also warten, desto weniger Nutzen wird ihnen
die an sich ausreichende Hilfe durch beidohrig getragene Hörgeräte noch bringen können.** Erhält der im Verlauf mehrerer Jahre langsam schwerhörig Gewordene erst spät Hörgeräte, kann das Gehirn
diese plötzliche und fremde «Überinformation» nicht sofort verarbeiten. Obwohl die Information zum Verstehen nun da wäre, muß
unser Gehirn erst wieder erlernen, sie auch richtig zu deuten. Das ist
um so schwieriger, je größer der Hörfehler und der Zeitraum ist, zu
dem der oder die Schwerhörige noch normal hörte. Je älter der
Mensch wird, desto schwerer fällt es ihm außerdem, sich auf Neues
und Ungewohntes umzustellen, sowie nicht oder nicht richtig Verstandenes auszugleichen (36, 90). Wenn Sie Hörgeräte rechtzeitig
tragen, müssen Sie sich meist weniger lange daran gewöhnen.
Außerdem wird das Gehirn nicht verarmen und dadurch weniger
arbeiten, da ihm nicht, wie es ohne Hörgeräte der Fall wäre, akustische Reize unvollständig und fehlerhaft übermittelt werden. Der
Unterschied zum normalen Hören ist weniger groß, der technische
Aufwand der Hörgeräte meist geringer, und sie sind leichter zu bedienen (8). Außerdem besteht weniger die Gefahr, Gespräche und
Umgang mit anderen Menschen zu scheuen, was einem Kommuni-
kations-Ausfall gleichkäme (77).

### Der Kontakt zu den Mitmenschen ist leichter

Der Kontakt zur Umwelt und zu den Mitmenschen wird durch das
verbesserte Verstehen mit Hörgeräten erleichtert. Von den Vorurteilen und Klischees gegenüber Schwerhörigen und Hörgeräten einmal
abgesehen, kann der früh mit Hörgeräten Versorgte besser mitreden
und Kontakte knüpfen. Er bleibt für andere Menschen ein ansprech-
barer Partner.
Die persönliche Sicherheit, die uns unser Gehör bietet, ist größer, da
wir jederzeit akustisch mit unserer Umwelt in Verbindung stehen.
Wir sind räumlich orientiert und können entsprechend handeln und
reagieren – im Straßenverkehr, im Beruf, zu Hause. Das negative
Bild, das den Hörgeräten anhaftet, sollte uns aus diesen wichtigen

Gründen egal sein – im Gegenteil: wenn Sie Ihre Hörgeräte nicht tragen, können andere viel eher den Eindruck gewinnen, daß am Vorurteil Schwerhörigen gegenüber etwas dran ist (103). Schwerhörigkeit isoliert und führt oft dazu, daß die Betroffenen an mitmenschlichen Kontakten verarmen und so vereinsamen; Hörgeräte helfen, dies zu vermeiden.

### *Mehr Gesundheit und weniger Streß durch Hörgeräte*

Schwerhörige, die keine Hörgeräte tragen, erlegen sich oft einen eigenen, inneren Streß auf: sie machen unglaubliche Anstrengungen, nicht Verstandenes zu enträtseln. Der Partner sieht diesen Kampf ums Mitbekommen und Verstehen nicht. Oft halten die Schwerhörigen das für einen Vorteil, weil sie meinen, nur so mithalten zu können und als normalhörend und damit «normal» zu gelten. Sie reiben sich und ihre Gesundheit dabei zunehmend auf und verbrauchen sehr viel Energie, um sich und anderen ihr Handicap nicht eingestehen zu müssen. Nicht selten ist ihnen gar nicht bewußt, wie sehr sie darum kämpfen, richtig zu verstehen – vielmehr sehen sie den Grund bei den anderen, die undeutlich und zu leise zu sprechen scheinen. Mit zunehmendem Alter glauben sie oft, die Probleme des Verstehens ihrem Alter und einer «natürlich» schlechter werdenden Auffassungsgabe zurechnen zu können. Hörgeräte tragen zu wollen bedeutet auch, den Kampf ums Mitbekommen und Dabeisein zu erkennen und sich das Leben durch Hörgeräte leichter zu machen.

Eine wissenschaftliche Untersuchung hat ergeben, daß Hörbehinderte weitaus häufiger einer Vielfalt von psycho-vegetativen Leiden ausgesetzt sind als normal Hörende gleichen Alters (96, 97). Dabei stehen Ohrenleiden selbst gar nicht im Vordergrund, sondern Kreislauf-Beschwerden, Wetterfühligkeit usw. (s. Kap. 6.7.2).

Ein rechtzeitiges Tragen von Hörgeräten kann zu mehr Gesundheit und Entspannung verhelfen, wenn die Erwartungen an die Hörgeräte nicht zu hoch geschraubt werden. Deshalb können Hörgeräte auch zur Gesundheitsvorsorge beitragen (94).

*Geringere Belastung des Ohres und angenehmere Trageweise*

Je höher der Grad der Schwerhörigkeit ist, desto größer muß auch die vom Hörgerät übertragene Verstärkung auf das Gehör sein, damit ein Hörerfolg gewährleistet ist. Eine rechtzeitig erkannte, noch geringe Schwerhörigkeit bedarf auch geringerer Verstärkung und belastet das Gehör bei oft gutem Erfolg weniger (53). Zudem braucht der Gehörgang durch ein Ohrpaßstück nicht so fest und schalldicht verschlossen zu sein; starke Hörgeräte neigen nämlich leichter zum sogenannten Rückkopplungs-Pfeifen (s. Kap. 3.2.3). Große Schallstärken können dieses Pfeifen verursachen, wenn der Gehörgang nicht ausreichend abgedichtet ist. Schwächere Hörgeräte können dagegen leichter und mit zusätzlicher Belüftung des Gehörganges versehen sein und müssen nicht so fest sitzen. Sie sind deshalb oft angenehmer zu tragen. Auf besondere Wünsche hinsichtlich der Hörgeräte kann der Spezialist leichter eingehen (82). Eine zeitige Hörgeräte-Versorgung bietet somit den Vorteil, angenehmer und damit leichter *annehmbar* zu sein sowie das Gehör weniger zu belasten.

## 1.2 Wann ist der richtige Zeitpunkt für Hörgeräte?

Zunächst ist eine Hörgeräte-Versorgung vom Ohrenarzt abhängig, da dieser allein Hörgeräte verordnen kann. Der Hörbehinderte sollte sichergehen, daß die Gründe einer durch den Ohrenarzt abgelehnten Anpassung von Hörgeräten für ihn einsichtig sind. So sollte er den Ohrenarzt um nähere Erläuterung bitten, wenn dieser ihn auf später vertröstet oder meint, daß Hörgeräte nicht helfen.
Aber nicht allein medizinische Gründe, sondern die gesamte Situation, in der sich der Schwerhörige in der Gesellschaft befindet, ob er allein lebt oder viel mit Menschen umgeht, ist für den «richtigen» Zeitpunkt entscheidend.

### 1.2.1 Der Ohrenarzt bestimmt, ob Hörgeräte sinnvoll sein können

Wann Hörgeräte getragen werden, beurteilt zunächst der Hals-Nasen-Ohrenarzt. Zwischen Ohrenärzten und gesetzlichen Krankenkassen bestehen Richtlinien (1), in denen es sinngemäß heißt: Fühlt sich der Patient beim Gespräch mit anderen behindert und bestätigt der Arzt einen Hörverlust, prüft er, ob Hörgeräte helfen können (s. Kap. 2.2).

Meist sind es jedoch gar nicht die Betroffenen selbst, die erwägen, Hörgeräte anzuschaffen, sondern es sind die Angehörigen oder der Ohrenarzt, die zu Hörhilfen raten (59).

Sollten Sie selber unsicher sein, ob Sie schlecht hören, beachten Sie besonders die Tips in Kap. 7.1.

In den genannten Richtlinien heißt es unter anderem weiter, daß ein Hörgerät angezeigt ist, wenn der Betroffene auf dem besseren Ohr 80% oder weniger einsilbige Wörter versteht. Diese werden ihm über Kopfhörer bei normaler Sprachlautstärke (65 dB SPL) angeboten, und zwar in einem schallgedämmten Raum (Störschall-Pegel nicht über 40 dB (A)) (2). Die Versorgung mit zwei Hörgeräten für beide Ohren stellt dabei den Regelfall dar, im Gegensatz zur Versorgung nur eines Ohres (113). Im Zweifelsfalle erläutern die Heil- und Hilfsmittel-Richtlinien (1) eindeutig und für jeden bindend, wann eine beidohrige Versorgung in Frage kommt.

Während aus medizinischer Sicht genau umrissen ist, wann Hörgeräte in Frage kommen, bleibt jedoch für Sie entscheidend, wann *Sie* sich durch einen Hörfehler behindert fühlen. Der Gang zum Ohrenarzt kann Ihnen nicht abgenommen werden. Solange jemand selbst meint, nicht schwerhörig zu sein, und der Ohrenarzt daher einen möglichen Hörverlust gar nicht feststellen kann, ist auch eine rechtzeitige Hilfe nicht möglich.

Schwerhörige entschließen sich oft zu spät zum Tragen von Hörgeräten. So ermittelte eine Studie des Allensbach-Institutes, daß vom Eintritt der Schwerhörigkeit bis zum Besuch beim Ohrenarzt 7 bis 11 Jahre vergehen (26). Die Frage nach dem richtigen Zeitpunkt für Hörgeräte kann nicht allgemeingültig beantwortet werden. Sie ist vom Einzelfall und damit von unterschiedlichen Faktoren abhängig:

## 1.2.2 Wovon kann der richtige Zeitpunkt abhängen?

### *Die selbst empfundene Beeinträchtigung durch den Hörfehler*

Finden Schwerhörige, die durch die Schwerhörigkeit akustisch von der Umwelt abgeschirmt sind, Ruhe, Zufriedenheit und Konzentration, bedarf es für sie keiner Hörgeräte. Wenn Sie Ihren Hörfehler nicht als Handicap empfinden und keinen Vorteil im Hören und Verstehen sehen, gibt es keinen richtigen Zeitpunkt für das Tragen von Hörgeräten (69).

Leben Sie allerdings mit Angehörigen zusammen, kann es durchaus zu Konflikten kommen, wenn Sie sich trotz des Hörfehlers nicht beeinträchtigt fühlen. Der Kontakt ist für den Gesprächspartner aufreibend, da er sich öfter wiederholen und anstrengen muß, um verstanden zu werden. Spontan Gesagtes ist dann oft gar nicht mehr so spontan. Schwerhörige meinen nicht selten, daß sich die Angehörigen nach ihrer Schwerhörigkeit richten müßten. Als Angehörige sollten Sie sich dabei über folgendes im klaren sein: wenn diese Situation schon länger, etwa über Jahre, andauert, können Hörgeräte nicht sofort die gewünschte Hilfe bringen. Ein Hörtraining ist dann häufig angebracht, wobei auch die Angehörigen zu Hause mit dem Schwerhörigen üben können (s. Kap. 6.4). Wie stark sich der Hörbehinderte beeinträchtigt fühlt, hängt entscheidend davon ab, wie sehr er privat und beruflich aktiv ist und Kontakt zu seinen Mitmenschen benötigt oder haben will. Solange der Betroffene nicht zumindest den **Versuch**, Hörgeräte auszuprobieren, selbst bejaht, bleibt jedoch der Nutzen einer Hörgeräte-Versorgung in Frage gestellt.

### *Das Alter des Schwerhörigen*

Von Schwerhörigkeit sind vorwiegend ältere Menschen betroffen. Mehr als die Hälfte aller Menschen über 65 Jahre werden durch ihr schlechtes Gehör beeinträchtigt (89, 127). Im Alter nimmt der Hörverlust und die Entwöhnung von Schall aller Art oft zu; Schwerhörigkeit ist jedoch **nicht zwangsläufig** altersabhängig (70, 71, 108). Ältere Menschen tun sich meist außerdem schwer, Neues zu lernen oder sich umzustellen: Hörgeräte angepaßt zu bekommen und auch zu tragen, ist aber mit einem Lernprozeß verbunden. So beurteilen ältere Schwerhörige Hörgeräte oft schlechter, weil sie sich nicht so leicht an diese gewöhnen können und damit vor allem bei Geräuschen meist schlechter verstehen. Hinzu kommt, daß häufig eine große Empfindlichkeit gegenüber lauten Geräuschen besteht. Dies klingt widersprüchlich: Der Betroffene versteht nicht, weil es zu leise ist, wird der Sprecher jedoch laut, sagt der Schwerhörige: «Schrei nicht so!» Bei bestimmten Schwerhörigkeiten ist der Bereich der Dynamik, des Leise- und Sehr-laut-hören-Könnens, stark eingeschränkt. Fachleute sprechen hierbei auch von einer veränderten Struktur des Hörfeldes im Alter (44).

Älteren Menschen fällt es außerdem oft schwer, Hörgeräte richtig zu bedienen, da sie häufig mit ihren Fingern nicht mehr gut tasten und fühlen können und die richtige Stelle am Ohr nicht finden (44, 52, 89).

Dieses unerfreuliche Bild können Sie zu Ihren Gunsten verändern, wenn Sie zeitig ausprobieren, ob Hörgeräte Ihnen helfen. Hörgeräte, rechtzeitig angepaßt, können so auch noch im hohen Alter trotz eines Hörfehlers zu einem guten Sprachverständnis führen.

### Grad und Art der Schwerhörigkeit

Eine schon weit fortgeschrittene Schwerhörigkeit kann der Hörakustiker mit Hörgeräten zwar versorgen; die Betroffenen gewöhnen sich aber viel schlechter an die Geräte und haben keinen so guten Hörerfolg mehr, als wenn sie früher versorgt worden wären. Bei beginnender Schwerhörigkeit können jedoch ebenfalls Schwierigkeiten auftreten, die anzeigen, daß die Hörgeräte zunächst noch verfrüht sind. Hier kann der Hörakustiker während einer Probephase (s. Kap. 2.8) die Hörgeräte zurücknehmen, ohne daß sie gekauft werden müßten. Außerdem wissen Sie dann, daß Sie nicht durch zu langes Warten gute Chancen vertan haben. Zu Ihrer eigenen Sicherheit ist es gut, in regelmäßigen Abständen (zum Beispiel jährlich) Hörtests zu machen.

Bei bestimmten Arten von Schwerhörigkeit können auch Hörgeräte nicht helfen, weil der Betroffene zum Beispiel trotz größerer Lautstärke nicht besser versteht.

Zusammenfassend läßt sich über den richtigen Zeitpunkt einer Hörgeräte-Anpassung folgendes sagen: es gibt keine generelle Regel; der persönliche Einzelfall ist entscheidend. Selbst genaue Hörtests erlauben allein keine Aussagekraft darüber, wie gut der Erfolg mit Hörgeräten sein wird.
Der Erfolg hängt neben

— Art, Dauer und Grad der Schwerhörigkeit davon ab,
— in welchem mitmenschlichen Umfeld Sie sich befinden,
— wie Sie selbst den Nutzen der Hörgeräte einschätzen (14),
— ob Sie ein- oder beidohrig versorgt sind (108),
— wie *aktiv* Sie sein wollen, ob Sie das Bedürfnis haben, mit anderen Menschen in Kontakt zu sein und
— wie gut die Hörgeräte angepaßt werden können und ein Hörtraining weiterhilft.

Auch der Fortschritt der Hörgeräte-Technik ist natürlich wichtig; trotzdem steht und fällt die Zufriedenheit des Trägers mit dem Anspruch an die Hörgeräte und der von ihnen erwarteten Hilfe.

## 1.3 Was kann gegen das Tragen von Hörgeräten stehen?

Gegen eine Versorgung mit Hörgeräten können sowohl medizinische Gründe stehen sowie auch Gründe im Schwerhörigen selbst oder in der Hörgeräte-Technik.

### Medizinische Gründe

Kann der Ohrenarzt eine Schwerhörigkeit durch Medikamente oder gehörverbessernde Operationen mit Erfolg behandeln, kommt eine Hörgeräte-Versorgung *nicht* in Betracht. Eine nicht abgeschlossene ärztliche Behandlung, zum Beispiel bei Entzündungen des Gehörganges oder der Ohrmuschel und «laufende» Ohren können gegen ein Tragen von Hörgeräten stehen. Eine zu geringgradige, schnell fortschreitende oder zu wechselhafte Schwerhörigkeit, aber auch eine zu geringe Besserung des Sprachverstehens mit Hörgeräten kann gegen eine Versorgung sprechen (92). Schwere körperliche

Behinderungen (zum Beispiel der Hände) oder eine Taubheit, bei welcher der Betroffene trotz Hörgeräten nicht besser hört, können eine Versorgung in Frage stellen.

### Der Makel der Schwerhörigkeit

Die im folgenden genannten «Gründe» gegen Hörgeräte sollten Sie so weit wie möglich abbauen, da sie sich letzten Endes zu Ihrem Nachteil auswirken. (Wie Sie sich selbst dabei helfen können, steht im 6. Kapitel.) Es gehört jedoch ebenso dazu, daß auch die Gesellschaft besser über Schwerhörigkeit informiert ist. Viele normal Hörende betrachten es als «Angriff auf die persönliche Sphäre» (Hase), wenn sie ihre Sprechart den Bedürfnissen von Schwerhörigen anpassen sollen (78). Normalhörende und Schwerhörige sollten Rücksicht aufeinander nehmen; der Schwerhörige sollte nicht zu bequem sein und das Hören mit Hörgeräten auch trainieren, während normal Hörende sich bemühen müssen, Sichtkontakt zu halten und deutlich zu sprechen (s. Kap. 7.3).

Folgende «Gründe» sind es nun, die Schwerhörige oft zu lange mit dem Tragen von Hörgeräten warten lassen:

Der Schwerhörigkeit haftet der Makel des Alterns und geringerer geistiger Regheit an (8) – Hörbehinderte meinen diesen Makel durch das Tragen des Hörgerätes nach außen hin zu zeigen und zum Beispiel berufliche Nachteile zu haben. Auch aus Eitelkeit und Bequemlichkeit werden oft keine Hörgeräte getragen. Zu bequemem Verhalten verleitet allerdings auch unser Gesundheitswesen. «Die Medizin der letzten Jahrzehnte hat die Patienten zur Faulheit verführt»(35), wie ein Ohrenarzt dazu meint.

### Grenzen der Hörgeräte-Technik

Die Entwicklung der Hörgeräte-Technik ist geradezu stürmisch – trotzdem bleibt immer zu bedenken: das «Wunderwerk Ohr» ist durch Technik allein nicht ersetzbar. Hören geschieht ja nicht nur durch das Ohr an sich, sondern vor allem durch unsere «Schaltzentrale», das Gehirn (19, 29, 54). Viele erwarten zu viel und möchten kleine Hörgeräte, die trotzdem leicht zu bedienen sind und ein weitgehend normales Hören und Verstehen ermöglichen, wie es selbst modernste Sprach-Trainer oder Sprach-Prozessoren nicht leisten. Auch wünschen sie sich langlebigere Batterien.

Ein einzelnes Hörgerät kann nie beidohriges Hören ersetzen: ist das Gehör auf beiden Seiten ungleich und vermögen Hörgeräte einen Unterschied von rechtem und linkem Ohr nicht auszugleichen, so ist die Hilfe vor allem für das Verstehen in geräuschvoller Umgebung stets stark begrenzt oder oft gar nicht möglich. Das normale Gehör eines Menschen ist durch das beidohrige Hören in der Lage, aus einem Stimmengewirr eine einzelne Stimme herauszuhören – sogar dann, wenn diese leiser ist als andere Stimmen oder Geräusche: der Fachmann spricht vom Cocktail-Party-Effekt. Bei einer Fehlhörigkeit (s. Kap. 6.1.2) ist diese Fähigkeit des gesunden Gehörs gestört (22, 95). Zwei Hörgeräte können selbst bei gleichem Hörverlust auf beiden Seiten zwar verstärken, was hier allein aber nicht genügt. Hörgeräte sollten zusätzlich das Verhältnis von Störgeräuschen zum Nutzschall deutlich verbessern können. Oft ist Hörgeräten hier jedoch eine Grenze gesetzt.

Im Umgang mit Hörbehinderten meinen normal Hörende auch, daß sie bei einem nun mit Hörgeräten Versorgten ihre bisherige Rücksicht aufgeben und normales Hören voraussetzen können (115), was jedoch nicht stimmt. Umgekehrt haben sich Angehörige häufig ein so lautes Sprechen angewöhnt, daß sie nun für den Hörgeräte-Träger ständig zu laut sprechen.

Eine allgemein zu hoch geschraubte Erwartung an Hörgeräte führt dazu, daß die Betroffenen enttäuscht sind und sich dann vielleicht fragen: «Wozu denn eigentlich noch Hörgeräte?» – Hier gilt es, wirklichkeitsgerecht zu informieren und nicht mit überspannter Werbung («Das zweite Gehör» usw.) falsche Hoffnungen zu wecken (38, 110) (vgl. auch Kap. 6.1).

# 2. Wie kommen Sie zu einem Hörgerät?

Dieses Kapitel zeigt Ihnen den Ablauf einer Versorgung mit Hörgeräten. Sie bekommen einen Eindruck davon, was alles mit dem Anpassen von Hörgeräten verbunden ist: angefangen von der ersten Untersuchung beim Hals-Nasen-Ohrenarzt über die Anpassung der Hörgeräte beim Hörakustiker, bis schließlich wieder der Arzt sich von der Hilfe der Geräte überzeugt. Weiterhin erhalten Sie Antworten auf die Frage nach Ersatz-Hörgeräten, ob Sie Hörgeräte für Bekannte im Ausland bekommen können oder was zu tun ist, wenn der Schwerhörige bettlägerig ist.

Handelt es sich bei einer Versorgung mit Hörgeräten nicht um Erwachsene, sondern um Kinder, so sind viele verschiedene Spezialisten beteiligt. Das betrifft insbesondere Kleinkinder und Säuglinge, deren Sprache noch nicht entwickelt ist. Zunächst wollen wir auf die bedeutsamen Unterschiede zwischen einer Hörgeräte-Versorgung für Erwachsene und für Kinder eingehen.

## 2.1 Was ist bei der Versorgung von Kindern mit Hörgeräten anders als bei Erwachsenen?

Der Fortschritt der Technik macht es möglich, bereits das Gehör von Neugeborenen testen zu können (133). **Nur Kinder, die gut hören, können auch sprechen lernen.** Mit dem Erwerb der Sprache entwickelt sich aber ein Kind vollständig anders, als wenn es nicht hören und somit nicht über das Gehör sprechen lernen kann. Ein schwerhöriges Kind ist in seiner ganzen Entwicklung, geistig, seelisch, körperlich und sozial eingeschränkt.

Eine Schwerhörigkeit bei Kindern, deren Sprache sich altersgemäß noch entwickelt, kann im allgemeinen nur von einer speziellen Abteilung in HNO-Kliniken, der Pädaudiologie, festgestellt werden. Die wichtigste technische Hilfe stellen hier individuelle Hörgeräte dar, wenn beide Ohren von Schwerhörigkeit betroffen sind. Mit Hörgeräten soll ein Kind so früh wie möglich versorgt werden (128).

Sie fragen sich vielleicht: «Warum muß aber überhaupt so früh mit einer Hörgeräte-Versorgung begonnen werden?»

Die Reifung der Hörbahnen ist mit der Geburt nicht abgeschlossen, das Gehirn ist besonders in den ersten 24 Monaten noch in einer Art formbarem Zustand (21), wobei Hörgeräte schon am Beginn des 2. Lebens-Halbjahres notwendig sein können (7) oder sogar früher. So kann durch Hörgeräte, jedoch nur, wenn diese rechtzeitig angepaßt wurden, die ganze Entwicklung des Kindes entscheidend verbessert werden. Gleichzeitig muß es entsprechend pädagogisch gefördert werden. *Allerdings liegt die Früherkennung von Hörschädigungen in der Bundesrepublik trotz der Vorsorge-Untersuchungen bei Klein-kindern im argen, ja der Stand ist skandalös* (39, 62, 68).

Die Hörgeräte-Versorgung bei Kindern hat im Vergleich zu Erwachsenen nicht nur die Aufgabe, den Hörfehler so gut wie möglich auszugleichen und die Kommunikation zu verbessern; sie ermöglicht überhaupt oft erst den Erwerb der Muttersprache. Weil aber das Feststellen einer Schwerhörigkeit und auch die Versorgung mit Hörgeräten beim Säugling und Kleinkind sehr schwierig sind, muß beides durch verschiedene, erfahrene Spezialisten erfolgen. Hierzu gehören besonders die Ärzte, Techniker, Logopäden und Audiologie-Assistenten in den Abteilungen für «Pädaudiologie und Phoniatrie» der HNO-Kliniken. Zu entwicklungsneurologischen und psychologischen Fragen werden Kinderärzte oder -Kliniken hinzugezogen (42). Frühförderstellen oder sogenannte Pädaudiologische Beratungsstellen betreuen und fördern das Kind pädagogisch und bieten auch den Eltern Begleitung und Beratung (9). Der Hörakustiker paßt nach den vorgegebenen Meßwerten oder Einstellungen die Hörgeräte an. Gerade bei Kindern bedarf es einer besonders guten und engen Zusammenarbeit aller beteiligten Fachkräfte und der Eltern, wobei auch «dumme» Fragen jederzeit erlaubt sind. In der Gesetzlichen Krankenversicherung wurden entgegen der Regelung mit sogenannten Festbeträgen (s. Kap. 2.4) zwischen den Spitzenverbänden der Krankenkassen und der Bundesinnung für Hörgeräte-Akustiker (Anschrift s. Anhang 9.2, Nr. 23) für Säuglinge, Kinder und Jugendliche bis zum 18. Lebensjahr **besondere Verträge** abgeschlossen. Danach werden die Kosten einer Hörgeräte-Versorgung von den Krankenkassen in der Regel vollständig übernommen.

Bei erwachsenen Schwerhörigen sind nicht so viele Fachleute beteiligt: mit der Versorgung von Hörgeräten sind hier vor allem Hals-Nasen-Ohrenärzte und Hörgeräte-Akustiker beschäftigt. Sollten Sie also von Schwerhörigkeit betroffen sein, lesen Sie hier über den Ablauf einer solchen Versorgung.

## 2.2 Wo bekommen Sie Ihr Hörgerät?

Steht Ihr Entschluß fest, Hörgeräte auszuprobieren, muß zunächst der Ohrenarzt Ihr Gehör untersuchen. Stellt er eine Schwerhörigkeit fest und können Ihnen Hörgeräte voraussichtlich helfen, erfolgt die sogenannte **Ohrenärztliche Verordnung einer Hörhilfe** (89). Damit gehen Sie zu einem Hörgeräte-Fachgeschäft Ihrer Wahl. Die offizielle Bezeichnung des Hörgeräte-Spezialisten lautet «Hörgeräte-Akustiker». Dieser noch junge Beruf zählt zum Gesundheits-Handwerk und gesellt sich hier zum Beispiel zu den Augenoptikern. Es gibt sowohl Fachbetriebe, die sich allein mit Hörgeräten befassen, als auch Betriebe, die mehrere Sparten führen, etwa Augenoptik und Hörgeräte-Akustik. In allen Betrieben steht Ihnen für Fragen zu Hörgeräten immer ein Hörgeräte-Akustiker-Meister – oder eine Meisterin – mit Rat und Tat zur Verfügung.

## 2.3 Was macht der Hörakustiker?

Die Aufgabe des Hörakustikers ist es, nach den vom Ohrenarzt gemachten Angaben (Audiogramm, Ohrenärztliche Verordnung) und meist eigenen zusätzlichen Hör- und Sprachtests, Hörgeräte auszuwählen und Ihnen anzupassen (111). Dabei stehen Sie als Hörbehinderter immer im Mittelpunkt, auch wenn eine aufwendige Technik notwendig ist.

Trotz des hohen technischen Standes ist es oft nicht leicht, Hörgeräte zu finden, die *allen* Ansprüchen gerecht werden.

1. Sie wollen angenehm hören, gut verstehen und wünschen sich eine leichte, oft unauffällige Trageweise der Hörgeräte; Ihre

Krankenkasse soll die Kosten übernehmen, oder die Geräte sollen erschwinglich sein.

2. Der Ohrenarzt bestimmt,
   a) wie der Schall des Hörgerätes zum Ohr (genauer: Innenohr) gelangen soll, das heißt über Knochenleitung oder Luftleitung (s. Kap. 3.1) – da eine Versorgung über Luftleitung die Regel ist, vermerkt er meist nur die über Knochenleitung ausdrücklich;
   b) ob ein oder zwei Hörgeräte notwendig sind – verordnet er nur eins, bestimmt er, ob rechts oder links versorgt werden soll;
   c) ob die Versorgung ausreichend und zweckmäßig ist (2).
3. Die Krankenkasse überprüft, ob die Kosten der Versorgung mit Hörgeräten im Rahmen des Sozialgesetzbuches übernommen werden können.

## 2.4 Wer bezahlt das Hörgerät?

Die weitaus meisten Hörbehinderten, die Hörgeräte bekommen, sind gesetzlich krankenversichert (111); das heißt, sie sind entweder in einer Pflicht-Krankenkasse (z. B. AOK) versichert oder in einer Ersatz-Krankenkasse (z. B. BEK).

Voraussetzung für die Kostenübernahme von Hörgeräten durch die gesetzlichen Krankenkassen ist immer die «Ohrenärztliche Verordnung einer Hörhilfe» (1).

### Was ist ein Festbetrag für Hörgeräte?

Im Rahmen einer Kostenübernahme durch die Gesetzliche Krankenversicherung gelten sogenannte Festbeträge. Der Festbetrag ist ein von den Landes-Krankenkassen-Verbänden vorgegebener Betrag, bis zu dem eine gesetzliche Krankenkasse die Kosten für Hörgeräte übernehmen kann. Er ist somit von Bundesland zu Bundesland unterschiedlich.

Die Höhe des Festbetrages ist auch aus einem weiteren Grund nicht für alle Schwerhörigen gleich: Festbeträge sind in verschiedene Gruppen untergliedert. Eine solche Gruppe bestimmt sich durch die

Art des Hörfehlers, oder besser: der Hörfehler bestimmt die Ausstattungs-Merkmale des anzupassenden Hörgerätes und somit die Gruppe und den Festbetrag.

Eine mit Hörgeräten leicht zu versorgende Hörbehinderung erfordert weniger technischen Aufwand, weniger Stell-Elemente und keine komplizierten Regelschaltungen. Der Festbetrag wird hier niedriger liegen als bei einem Hörfehler, der viele Einstell-Möglichkeiten benötigt.

Die Unterteilung in verschiedene Gruppen für Hörgeräte, die sich also nach der Schwerhörigkeit richtet, bedeutet jedoch *nicht*, daß alle Hörgeräte zum Festbetrag erhältlich sind. Einfachere Markengeräte, die größer ausfallen und weniger technischen Aufwand bieten können, liegen nicht über dem Festbetrag. Die Kosten dieser Hörgeräte kann die Krankenkasse ganz übernehmen. Die Preise der meisten Hörgeräte liegen jedoch über dem Festbetrag, weshalb die Krankenkasse sie nicht bezahlt. Es besteht jedoch die Möglichkeit für Sie, die Differenz zum Festbetrag selbst zu zahlen. Hörbehinderte mit geringerem Einkommen sind allerdings benachteiligt (114), da es eine Härtefall-Regelung nicht gibt.

Wie unterscheiden sich einfachere und teurere Hörgeräte? Einfachere und somit billigere Hörgeräte sind Markengeräte, deren Klang- und Übertragungsverhalten nicht so vielfältig, variabel und genau einstellbar ist und die außerdem nicht so aufwendig verarbeitet sein können wie teurere. Die einzelnen Bauteile, aus denen die Hörgeräte bestehen, sind weniger kostenaufwendig, was die Entwicklung und Herstellung angeht. So können Kontakte im Hörgerät zum Beispiel nicht vergoldet sein; damit wären sie jedoch gegen Schweiß besser geschützt.

Die Bauweise teurerer Geräte ist häufig kompakter, die Geräte sind kleiner und mit komplizierter Technik ausgerüstet. Die Möglichkeiten zur Versorgung schwieriger Hörfehler sind größer, die Entwicklung und Verarbeitung einzelner Bauteile, wie Chips, Schalter oder Transistoren, ist aufwendiger. Zu diesen teureren Geräten zählen besonders solche, die viele Verstell-Möglichkeiten bieten sowie programmierbare, fernbedienbare oder mehrkanalige Hörgeräte (s. Tabelle 5 Kap. 4.1); außerdem zählen hierzu zum Teil IdO-Geräte und zum Beispiel Hörgeräte, die mit Richtmikrophon ausgestattet sind.

Auch dem Bedürfnis nach möglichst unauffälligen und kleinen Hörgeräten kann der Schwerhörige meistens nur durch höhere Kosten nachkommen.

Neben den gesetzlichen Krankenkassen können auch andere Kostenträger für eine Hörgeräte-Versorgung in Betracht kommen. Diese sind:

- private Krankenversicherungen (die Übernahme der Kosten für Hörgeräte ist hier vom einzelnen Vertrag abhängig)
- Sozialhilfe (bei geringem Einkommen – nach dem Bundessozialhilfegesetz, BSHG)
- Berufsgenossenschaft (z.B. bei Lärm-Schwerhörigkeit als Folge eines Betriebsunfalls oder als sonstige betriebsbedingte Schwerhörigkeit)
- Beihilfe (z.B. bei Beamten)
- bei Ausländern eine gesetzliche Krankenkasse im Zuge eines Sozialversicherungs-Abkommens mit dem Heimatland (solche Abkommen bestehen z.B. zwischen der Bundesrepublik und Österreich und Spanien).

## 2.5 Was geschieht beim Hörtest?

Im allgemeinen untersucht der Hals-Nasen-Ohrenarzt zuerst Ihr Ohr und schickt Sie mit der Verordnung zum Hörgeräte-Spezialisten. Die erste Frage des nun gerade vom Ohrenarzt kommenden Schwerhörigen an den Hörakustiker lautet oft: «Warum schon wieder einen Hörtest?»

Auch wenn der Hörtest des Hals-Nasen-Ohrenarztes ähnlich scheint, hat der des Hörakustikers einen anderen Zweck. Der Ohrenarzt kann feststellen, welchen Grades und welcher Art die Schwerhörigkeit ist. Der Hörakustiker dagegen testet nur unter dem Gesichtspunkt, welches Hörgerät für Sie geeignet ist. *Eine Hörgeräte-Anpassung erfordert oft mehr Arbeit und Zeit, als viele Schwerhörige sich vorgestellt haben.* So sind mehrere Beratungs-Termine nicht ungewöhnlich. Bedenken Sie dabei auch, daß Ihre Hörgeräte 5 oder 6 Jahre halten sollen.

**Rat**

Gehen Sie nicht gleich nach der Untersuchung beim Ohrenarzt zum erneuten Hörtest beim Hörakustiker. Zwei Hörprüfungen hintereinander sind anstrengend. Zum Hörtest sollten Sie entspannt und aufnahmefähig sein. Sprechen Sie deshalb mit dem Hörakustiker und vereinbaren Sie einen Termin zum Hörtest.

### 2.5.1 Was erwartet Sie beim Hörtest?

Es gibt sehr viele verschiedene Hörtests. Von den wichtigsten lesen Sie hier. Der Hörakustiker mißt die Hörschwelle für Töne und das Vermögen, Sprache zu verstehen. Er führt zunächst ein Gespräch über Ihre persönliche Situation mit Ihnen: Welche Hörprobleme sind für Sie aufgetreten, und welche Wünsche und Erwartungen haben Sie an Hörgeräte? Um sagen zu können, welches Hörgerät in Ihrem Fall angebracht sein kann, ist jedoch zuvor ein genauer Hörtest erforderlich.

Haben Sie keine Angst vor dem Hörtest. Sie brauchen nicht befürchten, etwas falsch zu machen. Der Akustiker führt Sie in eine schallgedämmte Kabine und erklärt Ihnen genau, was Sie erwartet. Er schaut Ihnen mit einem kleinen Sichtgerät (Otoskop) in die Ohren, damit der Hörtest nicht etwa durch Watte oder ähnliches verfälscht wird.

**Rat**

Entspannen Sie sich beim Hörtest und stellen Sie Ihre Ohren ganz auf Empfang. Meist hilft es, die Augen zu schließen und sich ganz dem Hören zu widmen.

Bei der Hörschwelle für Töne geht es darum, daß Sie dem Prüfer angeben, wann Sie einen Ton gerade eben aus dem Nichts auftauchen hören. Die Töne, die Sie dabei hören, kommen in der Natur kaum vor. Es sind sogenannte reine Töne, die vorwiegend hoch und sehr hoch klingen, Sie hören aber auch tiefe Brummtöne. Von dieser Hörschwelle gibt es immer zwei Arten; eine, die Ihnen über Kopfhörer angeboten wird (Luftleitung), eine andere, die ein kleiner Vibrator erzeugt (Knochenleitung). Dieser liegt auf dem harten Knochen direkt hinter der Ohrmuschel, dem Mastoid. Sie hören dabei immer nur auf einem Ohr. Da Ihr besseres Ohr in manchen Fällen früher mithört, als es soll, hören Sie dann auch gleichzeitig ein Rauschen. Es geht darum, das Rauschen, das recht laut werden kann, einfach zu überhören, und sich nur auf einen leise auftauchenden Ton zu konzentrieren.

Ein anderer Test ist der Sprachtest. Hier müssen Sie nicht nur hören, sondern verstehen und das Verstandene nachsprechen. Auch hier gibt es zwei Tests: einer arbeitet mit Zahlen, ein anderer mit Wörtern. Beide Tests hören Sie über Kopfhörer auch jeweils nur auf einem Ohr. Die Zahlen werden sehr leise gesprochen. Auch die Wörter können für Sie verzerrt oder unklar sein. Sprechen Sie ruhig nach, auch wenn Sie nicht alles verstehen können. Scheuen Sie sich nicht, falsch nachzusprechen. Die Sprache kann manchmal sehr laut werden. Sobald Ihnen die Lautstärke unangenehm ist, sagen Sie dem Prüfer Bescheid. Sie müssen keineswegs übermäßige Lautstärken ertragen. Während des Tests sollten Sie nicht dazwischensprechen, es sei denn, daß es Ihnen zu laut ist.

---

**Rat**

Der Hörtest erfordert Konzentration und kann etwa 20 bis 30 Minuten dauern. Sie sollten deshalb ausgeruht sein. Wenn Sie sich überfordert fühlen, sprechen Sie darüber.

---

### 2.5.2 Was sagt der Hörtest aus?

Erst nach dem einführenden Gespräch und allen Tests kann der Hörakustiker Sie bezüglich Ihres Hörgerätes eingehend beraten. Der

Fachmann kann Ihnen jetzt sagen, wie es um Ihre Ohren steht, welche Töne Sie schlecht oder gar nicht hören und wie Sie verstehen.

Häufig wollen Schwerhörige wissen, um wieviel Prozent schlechter sie hören. Hierauf gibt es keine eindeutige Antwort, weil man zwischen Hören und Verstehen unterscheiden muß. Hören heißt nämlich nicht notwendig auch Verstehen. Oft unterscheidet der Ohrenarzt zum Beispiel den Grad der Schwerhörigkeit, etwa geringgradig, mittelgradig, hochgradig – diese Unterteilung sagt jedoch nicht unbedingt etwas über die Schwere des Handicaps aus.

Nach dem Hörtest kann Ihnen der Hörakustiker jetzt auch die ungefähren Kosten angeben. Er bespricht mit Ihnen, welche Hörgeräte-Bauart die günstigste ist, etwa ein Hinter-dem-Ohr-Gerät oder ein In-dem-Ohr-Gerät (s. Kap. 4.2).

> **Rat**
>
> Erzählen Sie, welcher Anlaß Sie zum Ohrenarzt oder zum Hörakustiker geführt hat. Was erwarten Sie vom Hörgerät, und in welchen Situationen haben Sie Probleme zu verstehen? Sind Sie meist allein zu Hause, oder sind Sie oft in Gesellschaft? Diese Informationen sind wichtig, um Ihnen vielleicht genauer sagen zu können, welchen Erfolg Sie von Hörgeräten zu erhoffen haben. Sie sollten Sie mit Ihrem Hörakustiker besprechen. Das Tragen von Hörgeräten ist zunächst unverbindlich, weil Fachleute nicht im voraus sicher sagen können, wie gut Sie mit Hörgeräten zurechtkommen werden.

## 2.6 Wie wird ein Ohrabdruck angefertigt?

Damit ein Hörgerät getragen werden kann, ist es in vielen Fällen notwendig, einen Ohrabdruck anzufertigen (s. Tabelle 4, Einleitung Kap. 4). Das Hörgerät führt den Schall über den Gehörgang zum Trommelfell; der Fachmann spricht dann von einer Versorgung über Luftleitung. Der Ohrabdruck kann dabei sowohl zum Anfertigen des

Hörgerätes selbst (Im-Ohr-Gerät; s. Kap. 4.2), als auch für ein Ohr-paßstück (s. Kap. 3.4) notwendig sein.

### Was geschieht beim Ohrabdruck?

Das Abdrucknehmen ist völlig schmerzlos und ungefährlich. Es ist etwa vergleichbar mit dem Abdruck, den der Zahnarzt von Zähnen macht. Der Unterschied ist nur, daß der Ohrabdruck im allgemeinen ohne Druck genommen wird (6). Bevor der Hörakustiker den Abdruck nimmt, schaut er sich Gehörgang und Trommelfell an. Dazu führt er einen kleinen Trichter ins Ohr, durch den hindurch eine Lampe den Gehörgang ausleuchtet. Sollten Sie am Ohr operiert worden sein, kann dies für das Abdrucknehmen wichtig sein. Der Gehörgang wird zunächst mit Watte oder Schaumstoff austamponiert, damit die Abdruckmasse nicht zu weit in den Gehörgang gerät. Das Tamponat hat einen Faden, der aus dem Ohr heraushängt, damit die Watte wieder sicher aus dem Gehörgang gezogen werden kann. Bei größeren Operations-Höhlen übernimmt der Ohrenarzt das Tamponieren.
Nun spritzt der Hörakustiker Gehörgang und Ohrmuschel mit Abdruckmasse, etwa aus Silikonkautschuk, aus. Sie ist kühl und dichtet den Gehörgang schall- und luftdicht ab. Nach etwa zwei bis drei Minuten ist der Abdruck fest und der Akustiker zieht ihn sachte aus dem Ohr. Solange der Abdruck im Ohr sitzt, hören Sie auch nichts auf diesem Ohr. Manchmal werden sicherheitshalber zwei Ohrabdrücke angefertigt. Den Ohrabdruck bearbeitet ein Labor, um zum Beispiel ein Ohrpaßstück daraus herzustellen.

## 2.7 Was ist eine Hörgeräte-Anpassung?

Die Hörgeräte-Anpassung ist ein Test, bei dem nacheinander verschiedene Hörgeräte am Ohr des Schwerhörigen getestet und verglichen werden (57). Aus einer Vielzahl von Hörgeräten wählt der Hörakustiker die Hörgeräte aus, die nach den Testergebnissen, den Wünschen des Schwerhörigen und den vom Arzt vorgegebenen Bedingungen in Frage kommen. Die Anpassung der Hörgeräte findet ebenfalls in einer schallgedämmten Kabine statt und dauert etwa 40 bis 60 Minuten. Dafür wird meist ein gesonderter Termin vereinbart, um Sie nicht zu überlasten.

Bevor der Spezialist die Hörgeräte ans Ohr hängt, überprüft er den Sitz des im Labor angefertigten Ohrpaßstückes. Er setzt es in Ihr Ohr ein und fragt Sie, wie es paßt. Wie bei neuen Schuhen ist das Gefühl sicher ungewohnt und fremd. Das Ohrpaßstück sollte fest und trotzdem bequem sitzen. Es ist möglich, daß es erst nach Tagen an der ein oder anderen Stelle drückt. Der Hörakustiker arbeitet es dann nach.

### Was passiert nun bei der Anpassung?

Sie bekommen auf Ihren Hörfehler eingestellte Hörgeräte. Dabei fragt Sie der Hörakustiker, ob Ihnen die Lautstärke angenehm ist. Anhand von verschiedenen Meßergebnissen und Ihres Klangeindruckes bekommen Sie den Hörgeräte-Typ, mit dem Sie am besten verstehen, zur Probe. Der Hörakustiker kann verschiedene Verfahren der Anpassung anwenden; Ihr persönlicher Höreindruck etwa durch den Vergleich verschiedener Geräte-Typen ist, allerdings erst nach einer erforderlichen Probephase, ausschlaggebend.

---

**Rat**

Es ist ganz wichtig, daß Sie zu Beginn des Tragens von Hörgeräten Probleme jeder Art gleich mit dem Hörakustiker besprechen. Scheuen Sie sich nicht, auch wiederholt zu fragen. Der Kontakt zum Hörgeräte-Fachmann ist besonders am Anfang sehr wichtig. Sie sollten deshalb darauf achten, daß Sie möglichst kurze Wege zum Hörakustiker haben.

---

Vielleicht hoffen Sie jetzt, endlich zu Ihren Hörgeräten gekommen zu sein. Viele Menschen glauben, daß sie nach einer Hörgeräte-Anpassung wieder normal hören und meinen, die Sache sei nun für sie abgeschlossen. Dies ist jedoch in den meisten Fällen nicht so. Vergessen Sie nicht die oft lange Zeit, in der Sie ja völlig anders

hörten. Die überwiegende Zahl der Hörgeräte-Träger hat eine sogenannte Innenohr-Schwerhörigkeit, die oft langsam über Jahre entsteht. Deshalb bedarf das Hören mit Hörgeräten fast immer einer
längeren Gewöhnung.

Wenn Sie also bei der Hörgeräte-Anpassung viele Eindrücke nicht
verdaut haben, sorgen Sie sich nicht. Die Auswahl eines Hörgerätes
muß noch nicht endgültig sein.

Beim Anpassungstermin sagt Ihnen der Akustiker auch, wie Sie das
Hörgerät bedienen, das Ohrpaßstück einsetzen und natürlich, zu
welchen Zeiten Sie das Hörgerät tragen sollten (31). Er führt Ihnen
vor, wie Sie mit den Hörgeräten umgehen und sie richtig einsetzen.
Dabei läßt er Sie auch selber üben. Da Sie das Hörgerät beim Einsetzen nicht sehen können und ein Spiegel oft wenig hilft, ist es meist
eine reine Sache des Fühlens.

Was zur Pflege und Behandlung wichtig ist, steht als Gedächtnisstüt-
ze auch in der Gebrauchsanleitung, die Sie mitbekommen.

**– Wichtig –**

Zunächst ist es grundsätzlich wichtig, mit den Hörgeräten einwand-
frei umgehen zu können. Das Hören mit Hörgeräten ist vorher
zweitrangig. Es ist wenig sinnvoll, mit Hörgeräten hören und verstehen zu wollen, bevor Sie sie richtig bedienen können. Es sei denn,
daß dies ein Angehöriger für Sie zuverlässig übernehmen kann.

> **Rat**
>
> Wenn Sie bei der Bedienung des Hörgerätes unsicher sind,
> nehmen Sie zum Termin der Hörgeräte-Anpassung eine Be-
> gleitperson mit, die zuschauen und Ihnen möglicherweise zu
> Hause helfen kann. Lassen Sie sich auch zeigen, wie Sie mit
> dem Hörgerät telefonieren können.

Anfangs sollten Sie die neuen Hörgeräte nur in geschlossenen Räumen tragen, um sich an die neuen Eindrücke langsam gewöhnen zu
können (s. Kapitel 8).

## 2.8 Warum eine Ausprobe?

Die Ausprobe ist ein leihweises Tragen von ein- oder beidseitig angepaßten Hörgeräten in der persönlichen häuslichen und alltäglichen Situation des Schwerhörigen (111). Während einer vereinbarten begrenzten Zeit ist der Kauf der Geräte nicht verpflichtend, wenn der Träger sie sorgfältig behandelt.

### Welchen Zweck hat die Hörgeräte-Ausprobe?

Trotz aller genauen Messungen ist Ihr persönlicher Höreindruck vom Hörgerät entscheidend – ebenso aber auch, wie sehr Sie bereit sind, Hörgeräte anzunehmen und zu tragen. Die Prüf-Situation und die wenigen Geräusche im Meßraum während der Anpassung sind nicht der «Hör»-Alltag. Die Ausprobe bietet Ihnen die Möglichkeit, ein Hörgerät zu Hause auszuprobieren oder sogar zwei verschiedene Typen zu Hause zu vergleichen.

---

**Rat**

Entscheiden Sie sich nicht vorschnell für oder gegen einen Hörgeräte-Typ. Gibt es Schwierigkeiten, dann fragen Sie, ob Sie neben einem probeweise heimgetesteten Hörgerät noch einen weiteren Typ ausprobieren können – selbst wenn dieser gar nicht das beste, aber doch eines der besten Meßergebnisse erzielt hat.

---

Bei der Ausprobe lernen Sie über ein, zwei oder mehrere Wochen Ihr Hörgerät kennen; in alltäglichen, Ihnen vertrauten Situationen. Die Probezeit sollte nicht zu kurz sein und Ihnen Gelegenheit geben, die Hörgeräte nach Ihrem Bedarf in verschiedenen Hörsituationen zu testen. Geräusche und akustische Alltagssituationen kann der Hörakustiker zwar über Lautsprecher anbieten, was aber mit einer häuslichen Ausprobe meist nicht vergleichbar ist.

## – Wichtig –

Die Ausprobe ersetzt nicht das Anpassen, Testen und Messen des Hörgerätes im Fachinstitut, sondern ist nach der Hörgeräte-Anpassung die Probe darauf, wie sehr Hörgeräte in Ihren alltäglichen Hörsituationen auch eine wirksame Hilfe sind: Sie erproben die Geräte, und der Hörakustiker kann nach Bedarf und Ihren wirklichen akustischen Hör-Gegebenheiten die Feineinstellung vornehmen.

### Was ist bei der Ausprobe zu beachten?

Jede Anpassung eines Hörgerätes ist innerhalb der Probezeit zunächst unverbindlich. Sie verpflichten sich, die Geräte schonend zu behandeln und innerhalb einer fest vereinbarten Frist zurückzugeben. Ausgenommen von der Ausprobe ist das Ohrpaßstück, das nur Ihnen allein paßt. Ein Sonderfall sind die sogenannten *Custom-made* – Im-Ohr-Hörgeräte ohne Ohrpaßstück. Ist ein Ohrpaßstück angefertigt worden und sollten Sie vielleicht von einer Hörgeräte-Anpassung zurücktreten wollen, beachten Sie, daß Ihnen die Kosten für das Ohrpaßstück bleiben. Sind Sie krankenversichert, genügt oft ein Rezept des Ohrenarztes, um die Kosten ersetzt zu bekommen, soweit sie den Festbetrag nicht übersteigen; denn auch für Ohrpaßstücke gibt es bei den gesetzlichen Krankenkassen Festbeträge.
*Zur Ausprobe sei erwähnt, daß ein Testen zu vieler verschiedener Hörgeräte-Typen und -Fabrikate den Träger verwirren kann und so der eigentliche Sinn der Ausprobe verloren geht.*

### Wann ist ein Zurücktreten von der Anpassung empfehlenswert?

Während der Ausprobe kann sich herausstellen, daß Hörgeräte noch verfrüht sind. Andererseits ist es möglich, daß Sie trotz mehrerer Versuche Hörgeräte nicht selbst einstellen und bedienen können. Vielleicht bereitet Ihnen das Einsetzen des Ohrpaßstückes unüberwindbare Schwierigkeiten. Wenn Sie niemanden haben, der Ihnen helfen kann oder Sie mehr Probleme als eine Hilfe von den Hörgeräten haben, können Sie von der Versorgung zurücktreten. Welche Kosten Ihnen dabei bleiben (zum Beispiel für ein angefertigtes Ohrpaßstück), sagt Ihnen der Fachmann. Es bietet sich möglicherweise an, zu einem späteren Zeitpunkt einen erneuten Versuch zu starten. In jedem Fall ist ein erfolgloser verfrühter Versuch mit Hörgeräten besser als eine zu späte Hörgeräte-Versorgung (82, 94).

**Die Gewöhnung an ein Hörgerät kann mehrere Monate dauern; deshalb ist es während der Ausprobe oft nicht möglich, Sie als Schwerhörigen in allem zufriedenzustellen.** Wenn zum Beispiel Ihre Angehörigen Sie jahrelang sehr laut angesprochen haben, müssen auch diese sich der neuen Situation anpassen. Gespräche zusammen mit Ihren Angehörigen bei Ohrenarzt und Hörakustiker können hier hilfreich sein.

## 2.9 Was geschieht bei der Nachanpassung?

Die Nachanpassung ist ein Kontrolltermin beim Hörakustiker, bei dem der Hörgeräte-Träger mitteilt, ob und wie er mit seinen neuen, probeweise mitgegebenen Hörgeräten zurechtgekommen ist.

Sie haben Ihre neuen Hörgeräte im Alltag getestet. Der Hörakustiker hat mit Ihnen einen Termin vereinbart, um zu besprechen, wie Sie zurechtgekommen sind, und ob Sie zufrieden sind. Probleme, etwa mit dem Ohrpaßstück oder den Hörgeräten, können meist aus der Welt geschafft werden. Es kann nötig sein, die Geräte nachzustellen oder auch andere Geräte auszuprobieren, wenn sich zeigt, daß Sie mit den Probegeräten nicht zurechtgekommen sind.

Sind die Hörgeräte Ihrer Wahl gefunden, schlägt der Hörakustiker auf der Rückseite der Ohrenärztlichen Verordnung die Kosten des oder der Hörgeräte vor. Bei einem abschließenden Besuch beim Ohrenarzt überzeugt sich dieser von der Hörverbesserung und bescheinigt, daß Ihre Versorgung mit Hörgeräten zweckmäßig und notwendig ist. Erst jetzt kann die Krankenkasse alle Unterlagen prüfen und über die Kostenübernahme entscheiden.

## 2.10 Warum eine Nachsorge?

Der Hörakustiker betreut Sie, so lange Sie Ihre Hörgeräte haben. Sollten diese nicht funktionieren oder Sie nicht mit ihnen zurechtkommen, lassen Sie Ihre Hörgeräte nicht verärgert in der Schublade liegen. Schaffen Sie sich keine Hörgeräte an, um jemandem einen Gefallen zu tun. Sprechen Sie mit Ihrem Hörakustiker über Schwierigkeiten. Sie werden mehr Freude und Erfolg haben, wenn *Sie* merken, daß Sie in den Hörgeräten eine Hilfe haben.

### Was ist ein Hörgeräte-Paß?

Lassen Sie sich einen **Hörgeräte-Paß** ausstellen, in dem alles Wichtige über Ihre Hörgeräte-Versorgung steht, und führen Sie ihn stets bei sich. Er kann wertvolle Dienste für diejenigen Fachleute leisten, die nicht mit der Anpassung Ihrer Hörgeräte vertraut sind, aber Informationen darüber benötigen. So kann anhand des Passes jeder andere Hörakustiker (zum Beispiel, wenn Sie auf Reisen sind), aber auch jeder Ohrenarzt und jede Klinik Ihre Hörgeräte-Versorgung leichter beurteilen.

Im Paß stehen neben der Anschrift Ihres Hörgeräte-Institutes und Ihren persönlichen Daten die wichtigsten Meßdaten (akustische Kenndaten) des Gehörs und alles über Ihre Hörgeräte. Hilfreich ist der Paß zum Beispiel auch für Angehörige, die Botengänge in Sachen Hörgeräte für Sie erledigen.

Es empfiehlt sich, nach sechs Monaten, einem Jahr und dann mindestens in jährlichen Abständen den Ohrenarzt zu konsultieren. Bei Problemen mit den Hörgeräten können Sie sich jederzeit an den Hörakustiker wenden. Eine Routine-Überprüfung von Hörgeräten und Ohrpaßstücken ist ebenfalls spätestens nach sechs Monaten, nach einem Jahr und dann jährlich empfehlenswert. Eine ärztliche Nachuntersuchung und Routine-Überprüfung Ihres Gehörs können Sie, auch zu Ihrer eigenen Information, in Ihren Hörgeräte-Paß eintragen lassen.

Was macht Ihr Hörakustiker noch, nachdem Sie Ihre neuen Hörgeräte bekommen haben?
Ihr Hörgerät arbeitet nicht von alleine. Es braucht Batterien. Welche in Ihrem Fall am besten sind, sagt Ihnen Ihr Fachmann (s. auch Kap. 3.2.4). Hörgeräte-Batterien sollten Sie nur im Hörgeräte-Fachgeschäft kaufen. Billig-Batterien in anderen Geschäften können zu

schwach sein oder gar schaden (43). Der Hörakustiker reinigt und pflegt Ihre Hörgeräte. Besonders das Ohrpaßstück muß regelmäßig gesäubert werden. Der Akustiker kann Ihnen bei Bedarf zeigen, wie Sie das Ohrpaßstück selbst reinigen und gegebenenfalls den Schallschlauch wechseln können (vgl. Kap. 7.2.3).

Das Ohrpaßstück verdient seinen Namen nicht, wenn es nicht richtig sitzt. Es kann sein, daß es nach ein oder zwei Jahren neu angefertigt werden muß (s. Kap. 3.4).

Wenn Ihr Hörgerät nicht richtig funktioniert oder «falsche Töne von sich gibt», kann es technisch überprüft werden. Ist es defekt, wird es repariert. Bei längerer Dauer erhalten Sie, sofern möglich, ein (allerdings nicht gleichwertiges) Leihgerät. Hören Sie zum Beispiel durch eine Erkältung oder andere gesundheitliche Gründe schlechter, kann das Hörgerät in bestimmten Grenzen nachgestellt oder stärker eingestellt werden. Lassen Sie sich aber unabhängig davon jährlich Ihr Gehör testen. *Zusatzgeräte* können Ihnen in bestimmten Lagen, zum Beispiel beim Fernsehen, mit oder ohne Hörgerät das Verstehen erleichtern. Die Zusatzgeräte, die *mit* dem Hörgerät zusammen verwendet werden können, behandelt das 5. Kapitel.

Neben den technischen Fragen (Batterie, Hörgerät, Zusatzgeräte usw.) ist für die Freude an Ihrem Hörgerät ein weiterer Punkt der Nachsorge von entscheidender Bedeutung: das **Hörtraining**. Oft wird erst mit dem Hörtraining die Hilfe des Hörgerätes voll ausgeschöpft (s. Kap. 6.4).

## 2.11 Das Hörgerät für Ihren Bekannten im Ausland

In manchen Fällen möchte jemand für Bekannte oder Freunde, die im Ausland sind, ein Hörgerät besorgen, weil diese kein Hörgerät für sich selbst kaufen können; das kann daran liegen, daß es besonders im Ausland keine Hörgeräte gibt oder nicht die erwünschten.

Was müssen Sie tun, um ein Hörgerät für Ihren Bekannten zu bekommen?

— Wichtig ist, daß ein Ohrenarzt den Schwerhörigen untersucht und ein oder zwei Hörgeräte empfiehlt oder verschreibt.

– Ein sogenanntes Tonaudiogramm muß von beiden Ohren vorliegen. Das ist eine zeichnerische Darstellung verschiedener bei dem Schwerhörigen gemessener Werte (der Hörschwelle). Ganz besonders wichtig für die Auswahl des Hörgerätes ist nicht nur die Schwelle der Luft- und Knochenleitung, sondern auch die sogenannte Unbehaglichkeits-Schwelle (55). Ohne sie stellt der Fachmann das Hörgerät möglicherweise zu laut ein. Das Ohr kann dadurch noch zusätzlich geschädigt werden. Ein zusätzliches Sprachaudiogramm, sofern es Sprachtests in der betreffenden Sprache gibt, wäre noch aussagekräftiger.

– Ein oder besser zwei Abdrücke pro Ohr sollten vorliegen (in der Regel kommt ein Hinter-dem-Ohr-Gerät in Frage; s. Kap. 4). Möglicherweise wäre auch das Abdruckmaterial ins Ausland zu schicken. Im besten Fall fertigt dort eine Fachkraft die Ohrabdrücke an und schickt sie wieder zurück. Danach kann das Labor Ihres Hörakustikers Ohrpaßstücke anfertigen.

Auch wenn es durchaus möglich ist, auf diese Weise für jemanden ein Hörgerät zu besorgen, müssen Sie wissen, daß **Nachteile** damit verbunden sind:

1. Der Betroffene kann nicht verschiedene Hörgeräte erst ausprobieren und zurückgeben, wenn es Probleme geben sollte.
2. Der Hörakustiker kann das Hörgerät nicht am Schwerhörigen selbst testen und mögliche Fehler aufdecken.
3. Der Käufer des Hörgerätes muß selber bezahlen, weil keine gesetzliche oder private Krankenkasse die Kosten übernimmt.

---

**Rat**

Informieren Sie sich beim Hörakustiker, ob der Hersteller des Hörgerätes, das Sie kaufen wollen, in dem betreffenden Land Niederlassungen hat. Bei Reparaturen oder Reklamationen kann der ausländische Bekannte sich dort hinwenden.

---

Der Hörgeräte-Spezialist befindet sich immer in einer Zwickmühle, wenn er «blind» ein Hörgerät abgibt. Für die Bekannten oder Freunde des Betroffenen sind die Nachteile nicht sichtbar und vielleicht nicht so gewichtig; trotzdem ist es immer besser, wenn der Fachmann das Hörgerät selbst dem Schwerhörigen anpassen und es testen kann. Kann der Schwerhörige zum Hörakustiker kommen, sollte diese Möglichkeit immer vorgezogen werden.

## 2.12 Was tun, wenn der Schwerhörige bettlägerig ist?

Ist der Schwerhörige für längere Zeit krank und kann deshalb den Hörakustiker wegen neuer Hörgeräte nicht aufsuchen, so kann dieser ihn besuchen und behelfsmäßig sein Gehör am Bett prüfen. Zuvor muß der Kranke jedoch von einem Ohrenarzt untersucht worden sein und dieser eine Hörgeräte-Versorgung befürworten. Auch wenn Sie das Hörgerät privat kaufen sollten und auf eine Verordnung verzichten, kann der Hörakustiker das Gehör nicht messen oder ein Hörgerät anpassen, wenn der Gehörgang des Schwerhörigen verlegt ist. Das Ohr sollte nur der Ohrenarzt reinigen oder spülen.

Der Hausbesuch des Hörakustikers (er kommt auch ins Krankenhaus oder Altersheim) betrifft vor allem Menschen, die nicht gehen können und bei denen es in absehbarer Zeit keine Möglichkeit gibt, in das Institut eines Hörakustikers zu kommen. Es gibt tragbare Testgeräte, mit denen der Akustiker das Gehör testen und Hörgeräte am Bett anpassen kann. Diese Tests sind jedoch nicht mit denen in einer schallgedämmten Kabine zu vergleichen.

## 2.13 Bekommen Sie ein Ersatz-Hörgerät?

Hörgeräte haben nur eine begrenzte Lebensdauer. Ist ein Hörgerät defekt, muß der Fachmann zunächst prüfen, ob er es nicht reparieren kann. Die Frage nach einem Ersatz kann aber auch auftreten, wenn das Hörgerät verloren gegangen sein sollte. Der Griff zum gebrauchten Hörgerät anderer, etwa naher Angehöriger, die ihr eigenes nicht mehr benötigen, bietet sich an. Diese Punkte werden im folgenden angesprochen.

### Wie lange muß ein Hörgerät halten?

Die gesetzlichen Krankenkassen tragen keine Kosten für ein oder zwei Ersatz-Hörgeräte, solange der Träger ein von der Krankenkasse bezahltes Hörgerät besitzt und dieses funktionstüchtig ist. Hörgeräte können im allgemeinen erst nach sechs Jahren neu verordnet werden. Dies gilt für Personen über 18 Jahre.

Ausnahmsweise kann die Krankenkasse die Kosten für neue Hörgeräte vor Ablauf der genannten Zeiten übernehmen, wenn sich zum Beispiel das Gehör so verschlechtert hat, daß die Hörgeräte nicht mehr ausreichen. Andererseits können Hörgeräte veraltet oder nicht mehr reparaturfähig sein, oder sie können dem Hörfehler nicht mehr angepaßt werden: In diesem Fall muß der Ohrenarzt eine medizinische Begründung abgeben oder der Hörakustiker technische Gründe vorbringen und belegen (2).

Hörgeräte können auch viel länger als sechs Jahre halten, jedoch auch schon vor dieser Zeit reparaturbedürftig sein.

### Wovon hängt die Lebensdauer eines Hörgerätes ab?

Hörgeräte altern sogar, wenn sie ungenutzt in der Schublade liegen – was eine große Verschwendung wäre. Hörgeräte sind so gebaut, daß sie nicht geschont werden müssen und täglich viele Stunden getragen werden können. Trotzdem gibt es einen Unterschied: bei stark zum Schwitzen neigenden Trägern, die vielleicht auch Hobby-Gärtner sind, altern sie schneller, als wenn der Träger nur in trockener Büroluft arbeitet. Regelmäßige Pflege und rücksichtsvolle Handhabung verlängert die Lebensdauer von Hörgeräten (s. Kap. 3.3). Teurere und qualitativ hochwertigere Hörgeräte sind vor Einflüssen, die sie zeitiger altern lassen (Nässe, Hitze, Stoß usw.) besser geschützt und damit weniger reparaturanfällig. Der Schwerhörige hat mit solchen Geräten eine sicherere und zuverlässigere Hilfe.

### Was machen Sie, wenn das Hörgerät in Reparatur ist?

Sollte Ihr Hörgerät einmal kaputtgehen, so daß Sie vorübergehend darauf verzichten müssen, erhalten Sie, soweit möglich, ein Leih-

Hörgerät vom Akustiker. Sollten Sie auf solche Leihgeräte nicht angewiesen sein wollen und ein Reserve-Gerät bevorzugen, müssen Sie die Kosten dafür selbst tragen. Auch Reparaturen eines selbst bezahlten Gerätes zahlt die Krankenkasse nicht.

### Was ist, wenn Sie das Hörgerät verloren haben?

Wenn Sie Ihr Hörgerät verloren haben und es nicht wiederfinden können, müssen Sie Ihren Ohrenarzt aufsuchen. Es ist möglich, daß Sie Ihrer Krankenkasse gegenüber eine gesonderte Erklärung über den Verlust Ihres Hörgerätes abgeben müssen. Um Schwierigkeiten dieser Art zu vermeiden, können Sie eine Hörgeräte-Versicherung abschließen. Wenden Sie sich an Ihren Hörakustiker oder auch an die Bundesinnung (s. Kap. 9.2, Nr. 23). Ansonsten verordnet Ihnen der Ohrenarzt bei Verlust erneut ein Hörgerät, und der Hörakustiker paßt es Ihnen, wie bereits beschrieben, neu an.

### Tut's ein gebrauchtes Hörgerät nicht auch?

Nicht selten meinen Schwerhörige, daß sie das Hörgerät Ihres verstorbenen Gatten, eines Verwandten oder anderer Personen tragen können.
Der Fachmann wird das Tragen eines gebrauchten Hörgerätes, auch eines Angehörigen, immer ablehnen, da es ja durch Schweiß und Schmutz außen und innen angegriffen wird und dadurch altert.

### – Wichtig –

Ein Hörgerät muß immer durch einen Spezialisten an Ihr Gehör angepaßt sein; vertauschte oder von anderen getragene, nicht angepaßte Hörgeräte können Ihr Gehör auf Dauer unwiderruflich schädigen (10).

Aus hygienischer Sicht kann das Wiederverwenden getragener Hörgeräte als Ersatzversorgung besonders bei geschwächten, älteren und vorgeschädigten Menschen zu Krankheiten führen. Diese entstehen durch Erreger, die sich beim Tragen des Hörgerätes am Körper dort einnisten und sich auf den nächsten Hörgeräte-Träger übertragen können. Es besteht technisch nicht die Möglichkeit, getragene Hörgeräte so zu desinfizieren und zu behandeln, daß sie hygienisch unbedenklich an einen anderen Träger abgegeben werden könnten. Mit den Worten eines Hygienikers: «Diese verschmutzten und korrodierten Hörhilfen sind, schon ohne viele Worte zu verlieren, unästhetisch und jagen einem bei der Vorstellung einer Wiederverwendung am eigenen Leibe einen Schauder über den Rücken.» (105)

*Auch das Ohrpaßstück ist ein individuell abgeformtes Teil ähnlich einer Zahnprothese, das anderen nicht passen kann. Ja selbst das Ohr, für welches das Paßstück bestimmt ist, verändert sich im Laufe der Zeit* (vgl. Kap. 3.4).

# 3. Wie arbeitet ein Hörgerät?

Dieses Kapitel informiert Sie über die Dinge, die unabhängig von der Bauart allen Hörgeräten gemeinsam sind.

Zunächst stellen wir *die* grundsätzlichen Eigenschaften von Hörgeräten vor, die von medizinischer Seite aus festgeschrieben sind. Dazu gehört auch die Frage, ob ein oder zwei Hörgeräte notwendig sind. Erst danach ist es sinnvoll, nach verschiedenen Details an Hörgeräten zu fragen. Hierbei wollen wir uns an solchen Fragen orientieren, die vor allem für Neulinge wichtig sind: Was ist das Ziel der Fachleute? Warum ist das Hören mit Hörgeräten so anders? Welche Möglichkeiten gibt es, einen angenehmen Klang zu erreichen? Was bietet die Technik?

Wenn Sie ein oder zwei Hörgeräte brauchen und so gut wie nichts über Hörgeräte wissen, werden Sie vielleicht darüber erschrecken, daß es weit über 400 verschiedene Hörgeräte-Typen gibt (17). Sie erfahren hier Grundsätzliches darüber, wie Hörgeräte bedient werden, was es mit dem Pfeifen von Hörgeräten auf sich hat, wie wichtig Batterien sind und was bei Pflege und Ohrpaßstück zu beachten ist.

## 3.1 Wonach wählen die Fachleute Hörgeräte aus?

Ohrenarzt und Hörakustiker versorgen Sie nach medizinischen und technisch-akustischen Gesichtspunkten mit Hörgeräten. Im Mittelpunkt steht immer die Hilfe für Sie. Allerdings können von medizinischer oder hörakustischer Seite her Zwänge bestehen. Hier gilt es manchmal einen Kompromiß zu finden, der alle Seiten, den Betroffenen selbst, Ohrenarzt und Hörakustiker, zufriedenstellen kann.

*Ein gut angepaßtes und allen Daten, Messungen und Ergebnissen entsprechendes Hörgerät nützt allerdings wenig, wenn Sie es nicht tragen. Sie müssen sich aber auch darüber im klaren sein, daß Hörgeräte das Gehör bei weitem nicht ersetzen und Sie selbst etwas für den Hörerfolg tun können.*

### 3.1.1 Was legt der Ohrenarzt bei der Wahl des Hörgerätes vorab schon fest?

Verordnet der Ohrenarzt Hörgeräte, dann gibt es grundsätzlich zwei Möglichkeiten, wie der verstärkte Hörgeräte-Schall zum Ohr gelangt. Der Fachmann spricht hierbei von Luftleitung und Knochenleitung (vgl. Kap. 2.5.1). Gemeinsames Ziel beider Wege ist das Innenohr. Hörgeräte können den Schall direkt über den Schädelknochen zum Innenohr leiten (Knochenleitung) oder aber den Weg über Gehörgang, Trommelfell und Mittelohr zum Innenohr gehen (Luftleitung) (101). Der Hörakustiker spricht deshalb auch von Knochenleitungs-Hörgeräten oder Luftleitungs-Hörgeräten. Welches dieser beiden in Frage kommt, bestimmt der Ohrenarzt, da hier allein medizinische Gründe entscheiden (Abb. 3.1).

Die weitaus meisten Hörgeräte arbeiten über Luftleitung. Meistens liegt dann eine Innenohr-Schwerhörigkeit vor, seltener eine Mittelohr-Schwerhörigkeit. Trägt der Betroffene ein Knochenleitungs-Hörgerät, liegt vorwiegend eine Mittelohr-Schwerhörigkeit vor.

Im allgemeinen übertragen Luftleitungs-Hörgeräte besser als Knochenleitungs-Hörgeräte (18, 108). Sondert aber das Ohr zum Beispiel aufgrund einer Mittelohr-Entzündung Flüssigkeit ab, darf der Gehörgang nicht durch ein Ohrpaßstück verschlossen werden. Es kommt, falls der Ohrenarzt nicht anders helfen kann, nur ein Knochenleitungs-Hörgerät in Frage, weil der verstärkte Schall hierbei Gehörgang und erkranktes Mittelohr umgeht. Zu Luftleitungs-Hörgeräten gehört nämlich meist ein Ohrpaßstück, das den Gehörgang mehr oder minder abdichten muß.

Ein Problem kann bei Knochenleitungs-Hörgeräten durch den ständigen Auflagedruck des Vibrator-Hörers auf den Knochen hinter dem Ohr entstehen. *Dieser Nachteil ist allerdings zweitrangig, da Hörgeräte bei Mittelohr-Erkrankten oft rasch und problemlos ausgezeichnete Erfolge bringen.* Wenn Ihr Ohrenarzt eine Mittelohr-Operation vorschlägt, sollten Sie daher mit ihm klären, inwieweit stattdessen ein Hörgerät für Sie in Frage kommt (vgl. 131).

Erkrankungen am Mittelohr, für die ein Hörgerät in Frage käme, können im Gegensatz zu Innenohr-Schäden häufig operiert werden. Nur wenn die ärztliche Behandlung erfolglos war, eine Verbesse-

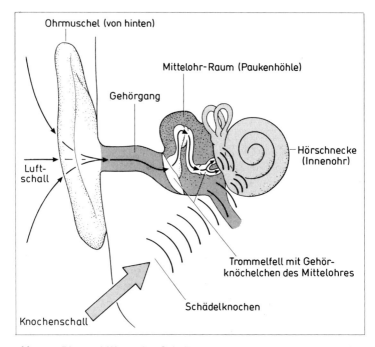

Ohrmuschel (von hinten)

Mittelohr-Raum (Paukenhöhle)

Gehörgang

Hörschnecke (Innenohr)

Luft-schall

Trommelfell mit Gehör-knöchelchen des Mittelohres

Schädelknochen

Knochenschall

**Abb. 3.1: Die zwei Wege des Schalls zum Innenohr.** *Luftleitung:* Die Ohr-muschel fängt Schallschwingungen der Luft auf. Sie gelangen durch den Gehörgang zum Trommelfell. Es schwingt, bewegt die Gehörknöchelchen-Kette, was Flüssigkeitsbewegungen im Innenohr, der Hörschnecke, hervor-ruft. *Knochenleitung:* Sehr starker Luftschall trifft auf den Schädelknochen und kann sich zum Teil im Knochen fortsetzen: Luftschall wird zu Knochenschall. Diese Vibrationen regen die Flüssigkeit im Innenohr direkt an, ohne daß sie den Weg über Gehörgang und Mittelohr gehen

rung nicht möglich ist oder Sie als Betroffener weitere Behandlun-gen ablehnen, kann der Ohrenarzt als Alternative Hörgeräte verord-nen. Mittelohr-Operationen sind in manchen Fällen das einzige Mit-tel, um das gefährliche Fortschreiten eines Krankheitsprozesses zu verhindern beziehungsweise das Ohr zu heilen. Ein Hörgerät heilt nicht, sondern ist ein Hilfsmittel, das zwar die Schwerhörigkeit weitgehend auszugleichen versucht, sie jedoch nicht ursächlich beheben kann. Mittelohr-Operationen tragen jedoch auch das Risiko in sich, daß sich der Zustand nicht verbessert oder sogar verschlechtert. Manchmal sind sie zunächst auch erfolgreich; nach einigen Jahren kann sich jedoch die alte Schwerhörigkeit wieder einstellen (47, 65). Hier können Sie fragen, ob Hörgeräte nicht die bessere Lösung wären.

Eine weitere wichtige Frage für den Hörbehinderten stellt sich ebenfalls schon beim Ohrenarzt:

### Ein oder zwei Hörgeräte?

Der Mensch hat zwei Augen und zwei Ohren. Sieht er schlecht, bekommt er eine Sehhilfe: eine Brille mit *zwei* Gläsern für beide Augen. Keiner würde heute auf die Idee kommen, ein Monokel zu tragen, weil er zur Not mit einem Auge allein auch sehen könnte.

Bei Schwerhörigkeit ist das anders: Vor allem die gesetzlichen Krankenkassen wollen wegen der Kosten zweier Hörgeräte häufig eine besondere Begründung vom Ohrenarzt, die jedoch «weder notwendig noch zulässig» ist (112), sofern die vereinbarten Richtlinien (1) eingehalten werden. Gerade bei der Kostenübernahme zweier Hörgeräte für beide Ohren bestehen von Seiten der gesetzlichen Krankenkassen als auch bei Ohrenärzten gewisse rechtliche Unsicherheiten (27). Sie können dazu führen, daß Sie nur ein Hörgerät erhalten. Es ist in den genannten Heil- und Hilfsmittel-Richtlinien jedoch eindeutig geklärt, welche Bedingungen für beidohrig getragene Hörgeräte erfüllt werden müssen. Ist dies der Fall, ist die Ohrenärztliche Verordnung zweier Hörgeräte ausreichend. Viele – nicht nur Schwerhörige, sondern selbst Fachleute – fragen sich aber: «Sind denn zwei Hörgeräte notwendig?» Betroffene würden oft lieber nur ein Hörgerät tragen, weil es angenehmer scheint und weniger auffällt. Fachleute fragen sich nicht selten: «Ist das zweite Ohr nicht ein Reserve-Organ, ohne das es auch geht, solange das andere Ohr gut hört?»

Durch den räumlichen Abstand unserer beiden Ohren und das «Schallhindernis Kopf» gelangt Schall besonders aus seitlicher Richtung in unterschiedlicher **Zeit, Intensität** (Lautstärke) und **Frequenz** (Tonhöhe) an beide Ohren. Unser Gehirn wertet die Unterschiede zwischen den Informationen aus beiden Ohren aus; es entstehen nicht zwei unterschiedliche Höreindrücke, sondern *ein* einziger. Im Vergleich zu einohrigem Hören hören wir mit beiden Ohren **lauter**. Durch beide Ohren haben wir einen **hörbaren Raumeindruck** und empfinden akustische **Räumlichkeit** (11, 32, 67). Insgesamt gibt es über 30 verschiedene Effekte, die nur durch beidohriges Hören entstehen (12).

Liegt eine etwa gleichstarke Schwerhörigkeit beider Ohren vor, so können zwei Hörgeräte folgende **Vorteile** bringen:

1. Besseres Sprachverständnis in geräuschvollen Hörsituationen und halligen Räumen.
2. Besseres Hören von entferntem Schall und Ortung der Schallrichtung.
3. Geringere Lautstärke pro Ohr und dadurch geringere Belastung durch Hörgeräte.
4. Natürlicheres und räumliches Hören (125).

---

**Rat**

Lehnen Sie nicht von vornherein zwei Hörgeräte ab, bevor Sie diese wenigstens zu Hause ausprobiert haben. Ein Versuch, der Ihnen relativ wenig Mehrkosten bereitet, lohnt sich – ablehnen können Sie immer noch. Lassen Sie sich andererseits nicht zu zwei Hörgeräten überreden, wenn Sie zwei **bereits ausprobiert** haben, wirklich nur eines wollen und damit zufrieden sind.

---

Mit zwei Hörgeräten bekommt der Schwerhörige also mehr Information und Sicherheit: gerade **ältere** Menschen können nicht mehr so viel ausgleichen wie jüngere (36). Dabei sollten die Hörgeräte immer gleicher Bauart sein, also nicht ein Im-Ohr-Gerät auf der einen und ein Hinter-dem-Ohr-Gerät auf der anderen Seite. Wann immer es möglich ist, ist es ratsam, beiderseits die gleiche Hörgeräte-Marke und den gleichen Typ zu verwenden.

Es gibt auch Gründe, die *gegen* zwei Hörgeräte sprechen:

— Die Schwerhörigkeit ist auf einem Ohr so viel stärker als auf dem anderen, daß stereophones Hören mit zwei Hörgeräten nicht möglich ist.
— Trotz zweier Hörgeräte verbessert sich das Sprachverständnis nicht oder wird sogar schlechter.
— Der Träger kann nicht beide Hörgeräte gleichzeitig richtig einstellen oder lehnt sie überhaupt **von sich aus** ab (57).

In Fällen, in denen das Hörvermögen auf beiden Seiten etwa gleich ist und der Schwerhörige nur *ein* Hörgerät trägt, empfehlen sich *zwei* Ohrpaßstücke, damit nicht ein Ohr ungenutzt bleibt und sich möglicherweise verschlechtert. Sie können das Hörgerät **abwechselnd** links und rechts tragen. Diese Möglichkeit bieten jedoch nur Hörgeräte, bei denen es technisch gleich ist, ob das rechte oder das linke Ohr versorgt wird; es sind dies (fragen Sie im Zweifel Ihren Hörakustiker):

— Hinter-dem-Ohr-Hörgeräte (s. Kap. 4.1)
— manche Modul-Im–Ohr-Hörgeräte (s. Kap. 4.2)
— manche Hörbrillen (s. Kap. 4.3).

*Die meisten Menschen, die auf einem Ohr schlecht hören, meinen, sie würden nur ein Hörgerät für dieses schlechte Ohr benötigen. Sehr oft ist es jedoch so, daß auch das «gute» Ohr nicht normal hört, sondern ebenfalls von Schwerhörigkeit betroffen ist und mit einem Hörgerät versorgt werden sollte. Viele Schwerhörige gehen davon aus, daß ihr «gutes» Ohr normal hört und sind völlig verblüfft, wenn dieses Ohr mit Hörgerät versorgt werden soll. Ist der Unterschied im Hörvermögen beider Ohren nicht zu groß, sollten immer — wenigstens versuchsweise — zwei Hörgeräte angepaßt werden.*

Ist das Hörvermögen auf beiden Ohren sehr unterschiedlich, können zwei Hörgeräte möglicherweise nicht helfen — vielleicht hören und verstehen Sie mit zwei Hörgeräten sogar schlechter als mit einem. Manchmal ist das Hörvermögen auf beiden Ohren gleich, aber Sie *verstehen* mit einem Ohr deutlich schlechter als mit dem anderen. Diese (meßbaren) Gründe stehen gegen Hörgeräte auf beiden Ohren. Auch Sie selber können mit zwei Hörgeräten Probleme haben: sei es, daß Sie Hörgeräte rechts und links nicht aufeinander einstellen und richtig handhaben können, sei es, daß es Ihnen zu laut ist, Sie sich beengt fühlen oder Ihnen zwei einfach zu viel sind (57).

> **Rat**
>
> Die Versorgung mit zwei Hörgeräten für beide Ohren ist normal. Fragen Sie den Ohrenarzt, warum er möglicherweise nur ein Hörgerät empfiehlt. Wer auf beiden Ohren schwerhörig ist, jedoch nur ein Hörgerät trägt, vernachlässigt nicht nur sein Gehör, sondern wird sich später eher schwertun, den Verlust mit zwei Hörgeräten aufzuholen.

Der Grund für «Schubladen-Hörgeräte» liegt oft darin, daß statt zwei Hörgeräten nur eines angepaßt wurde. Einseitig getragene Hörgeräte belasten das Gehör mehr und führen meist dazu, Lärm und Nebengräusche zwar zu verstärken, Sprache besonders in Gesellschaft aber *nicht* verständlicher zu machen. Nur 8% der krankenversicherten Hörgeräte-Träger sind beidohrig mit Hörgeräten versorgt (27).

### 3.1.2 Was ist wichtig zu wissen, bevor der Hörakustiker Hörgeräte für Sie auswählt?

Wenn Sie selbst gar nicht so bemerkt haben, daß Sie schlecht hören, wird Ihnen diese Frage vielleicht überflüssig erscheinen, weil Sie Hörgeräte für (noch) nicht notwendig erachten. Möglicherweise haben Angehörige oder Ihr Ohrenarzt Sie aufmerksam gemacht. Was Ihnen entgeht, können Sie jedoch tatsächlich selbst nur dann am besten feststellen, wenn Sie einmal Hörgeräte ausprobieren.

Das Ziel des Hörakustikers ist es, Ihnen durch Hörgeräte diejenigen Alltags-Situationen zu erleichtern, bei denen aufgrund Ihrer Schwerhörigkeit Probleme auftreten. Dieses Ziel ist aus vielerlei Gründen oft nicht leicht zu erreichen und erfordert Ihre Mitarbeit. Das beginnt schon damit, überhaupt zu erkennen, daß Sie Schwierigkeiten haben, deren Ursache in einer Schwerhörigkeit liegen könnten. Ist die Frage nach Hörgeräten für Sie aktuell, das heißt, sind Sie selbst neugierig oder wurden Ihnen Hörgeräte empfohlen, können Ihnen die folgenden Informationen vielleicht hilfreich sein.

Zuerst wollen wir auf Wünsche eingehen, die Sie als zukünftiger Hörgeräte-Träger haben könnten. Nicht nur die Fachleute, sondern *Sie* sollten feststellen können, ob und in welcher Situation Ihnen Hörgeräte helfen. Soweit möglich, sollten Hörgeräte Ihren Vorstellungen von Klang, Größe, Bedienungsfreundlichkeit und angenehmer Trageweise entsprechen. Andererseits müssen die Hörgeräte auch aus medizinischer Sicht zufriedenstellende Ergebnisse bringen. Und nicht zuletzt dürfen sie für den Kostenträger nicht zu hohe Kosten verursachen.

Welche Einflüsse können für die Auswahl von Hörgeräten eine Rolle spielen, und wie gehen Fachleute technisch darauf ein? Es würde den Rahmen dieses Buches sprengen, wollten wir diese Frage vollständig beantworten. Wir möchten aber zwei wichtige Punkte herausgreifen, die Ihnen einen Eindruck geben können. Es geht um den *Klang* und die sogenannten *Nebengeräusche*, die Hörgeräte-Neulingen häufig zu schaffen machen.

### Der Klang

Das Klangempfinden oder der Hörgeschmack kann von Mensch zu Mensch auch bei Hörgeräten sehr unterschiedlich sein. Eine bestimmte Marke eines Hörgerätes kann einen weichen, vollen Klang vermitteln, eine andere eher klar und rein sein und wieder eine andere vergleichsweise blechern oder tönern klingen. Deshalb ist der Vergleich unterschiedlicher Marken vorteilhaft. Je länger Sie eine bestimmte Hörgeräte-Marke tragen, desto mehr gewöhnen Sie sich daran. Manche Schwerhörige haben sich schon nach Wochen an einen bestimmten «Markenklang» gewöhnt und lehnen später Hörgeräte einer anderen Marke ab (86). Probieren Sie dagegen zu viele verschiedene Marken aus, kann dies auch verwirren oder verunsichern.

Schwerhörige lehnen Hörgeräte oft deshalb ab, weil sie ihnen zu hell oder zu schrill sind. Sie haben oft über viele Jahre diese hohen Töne nicht gehört, und sind an einen «falschen» Höreindruck gewöhnt. Die neuen Hörgeräte bringen nun plötzlich die Welt der hohen Töne wieder. Hier brauchen Sie sicher einige Zeit der Umgewöhnung. Es sind nämlich gerade diese hohen Töne, die für das Verstehen von Sprache außerordentlich wichtig sind. Können Sie sich trotz guten Willens gar nicht an den Klang solcher Hörgeräte gewöhnen, kann der Spezialist ein Zugeständnis machen, in dem er die Geräte «angenehmer» einstellt. Dies geht jedoch meist auf Kosten der Sprachverständlichkeit. Bei späteren Terminen kann dann der Hörakustiker die Hörgeräte so nachstellen, daß auch zunehmend das gute Sprachverstehen wieder gewährleistet ist (111).

### Die Nebengeräusche

Nebengeräusche sind störend und verschlechtern das Verstehen von Sprache. Sie können aber diese ungünstigen Eigenschaften plötzlich verlieren und sehr wichtig werden. Ein Beispiel: Sie sitzen im Café und unterhalten sich angeregt, während um Sie herum viele Menschen sind, die sich ebenfalls unterhalten. Im Hintergrund plätschert Radiomusik dahin. Das Stimmengemurmel, Klappern von Tassen und die leise Musik sind für Sie wertlose Nebengeräusche, auf die Sie nicht achten, weil Sie Ihrem Gesprächspartner zuhören. Unvermittelt spricht jemand von hinten Ihren Namen, Sie drehen sich um und sehen zwei Arbeitskolleginnen, die am Nachbartisch sitzen. Die Unterhaltung der beiden Damen neben Ihnen war für Sie Nebengeräusch, bis Sie Ihren Namen hörten und aufmerksam wurden.

Fachleute sprechen von Nutzschall und Störschall statt von Nebengeräuschen. Was Störschall ist und was Nutzschall, hängt letztlich vom Hörer selbst ab, unterliegt also der subjektiven Bewertung. Allerdings kann der Störschall im Vergleich zum Nutzschall so laut sein, daß Sie das, worauf es Ihnen ankommt, nicht verstehen.

Hörgeschädigte können *fehlhörig* sein, das heißt, sie nehmen Sprache verzerrt, verfremdet oder nur bruchstückhaft wahr. Bei ihnen ist es weniger die Quantität, sondern die Qualität des Hörens, die verschlechtert ist (22, 74). Dem Nutzen von Hörgeräten ist bei starken Nebengeräuschen vor allem für Fehlhörige oft Grenzen gesetzt, wenn es darum geht, Störschall zu überhören, aber Nutzschall aus Lärm herauszuhören (46).

Inwieweit Hörgeräte vielleicht zu viele störende Nebengeräusche übertragen, hängt von folgenden Faktoren ab:

— Ist mit einem oder zwei Hörgeräten ein weitgehend stereophones Hören möglich? (Ist das Hören rechts und links zu unterschiedlich, können Hörgeräte allein und ohne Zusatzgeräte in Situationen mit Störgeräuschen nur sehr begrenzt oder gar nicht helfen.)

— Wie genau sind Hörgeräte auf Ihren Hörfehler und die als schwierig empfundene Hörsituation abstimmbar und einstellbar? (nicht jeder Hörverlust kann mit Hörgeräten gleich gut ausgeglichen werden).

— Wie lange ist Ihr Gehör vom normalen Hören schon entwöhnt? (Je kürzer dieser Zeitraum, desto leichter gewöhnen Sie sich an Hörgeräte).

— Welcher Art sind die Nebengeräusche, und wie oft treten sie auf? (zum Beispiel Maschinenlärm, Stimmengewirr usw.).

Allen Schwerhörigen oder Fehlhörigen ist zu empfehlen, sich über die Möglichkeiten, die moderne Hörgeräte-Technik bietet, zu informieren. Da die Technik schnell fortschreitet und es so viele unterschiedliche Hörfehler wie Schwerhörige gibt, sollten Sie einfach Mut fassen und den Schritt in das Hörgeräte-Fachgeschäft wagen. Erwarten Sie jedoch nicht sofort, daß der manchmal hohe Aufwand an Geduld, Kosten und Technik gleich zum Ziel führt. Unser Gehör ist sehr klein und hochkompliziert. Das Filtern von Nebengeräuschen, das Lauschen und Heraushören von Geräuschen ist eine der großartigen und schwer ersetzbaren Leistungen unseres Gehörs.

Es gibt aufwendige und weniger aufwendige Hörgeräte, die Störschall bekämpfen. Dieser Aufwand muß aber nicht immer in direktem Verhältnis zum Hörerfolg stehen. Der Nutzen ist abhängig von Hörsituationen und Schwerhörigkeit. Weniger Aufwand an Technik muß also nicht zwangsläufig schlechtere Ergebnisse bringen.

Neben dem unterschiedlichen technischen Aufwand kann auch wichtig sein, ob und wie der Träger mit den Hörgeräten die Einstel-

lung auf Geräusch-Situationen verändern will. *Hörgeräte mit vielen Verstell-Möglichkeiten helfen nur, wenn Sie diese auch nutzen können und wissen, welche Einstellung Sie gerade benötigen. So kann eine Vielfalt von Einstellungen, Hörprogrammen und Schalt-Positionen große Vorteile bieten, aber auch verunsichernd wirken.*
Neben dem Sprachverstehen sollten vorrangig Klang und Nebengeräusche die Auswahl eines Hörgerätes bestimmen. Außerdem spielen aber auch Kosten, Äußeres, zum Beispiel Baugröße, Farbe und Design, leichte Handhabung etwa durch Fernbedienung sowie Anschlußmöglichkeiten für Zusatzgeräte eine Rolle.

## 3.2 Wie arbeitet das Hörgerät im einzelnen?

Der grundsätzliche Aufbau von Hörgeräten, ihre Gemeinsamkeiten in Handhabung und Bedienung, das Rückkopplungs-Pfeifen und die Energie-Versorgung stehen im folgenden Abschnitt im Mittelpunkt.

### 3.2.1 Woraus besteht ein Hörgerät?

Der Spezialist bezeichnet das Hörgerät als eine individuelle, technische Hörhilfe, die für jedes Ohr gesondert anzupassen ist und bei beidohriger Versorgung zum anderen Ohr passen muß. Ein Hörgerät besteht aus einem elektro-akustischen Verstärker, der Ihnen hilft,

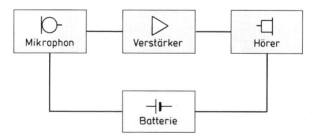

**Abb. 3.2:** Prinzipieller Aufbau eines jeden Hörgerätes

Schall besser wahrzunehmen und Sprache wieder besser zu verstehen (119). «Elektro-akustisch» bedeutet dabei, daß das Hörgerät den Schall über ein Mikrophon aufnimmt, ihn in entsprechende elektrische Spannungen umwandelt, verstärkt, verändert und am Hörer (Lautsprecher) wieder als hörbaren Schall abgibt; dafür ist eine Stromquelle erforderlich, nämlich eine Batterie oder ein Akkumulator. Abb. 3.2 zeigt Ihnen die Grundelemente, aus denen jedes Hörgerät besteht.

### 3.2.2 Wie bedienen Sie das Hörgerät?

In den meisten Fällen haben Hörgeräte die folgenden Bedienungs-Elemente:

– ein Batterie-Fach, in das Sie die Batterie einlegen oder herausnehmen
– ein Rädchen, mit dem Sie per Hand oder aber mit einer Fernbedienung das Hörgerät laut und leise stellen
– einen Schalter, mit dem Sie das Gerät ein- und ausschalten.

Weiterhin besitzen viele Hörgeräte eine *T-Spule* oder *Hörspule*, mit der Sie induktiv hören können. Das bedeutet, daß Sie mit einem speziellen Zusatzgerät und Ihrem Hörgerät zum Beispiel fernsehen oder telefonieren können, ohne störende Nebengeräusche oder -unterhaltungen zu hören (s. Kap. 5.3 und 5.5).

Tabelle 1 zeigt Ihnen im Überblick häufige Abkürzungen am Hörgerät, die für die Bedienung wichtig sind.

*Das Lautstärke-Rädchen* bzw. die Lautstärke verstellen Sie möglichst immer, *während* Sie mit dem Hörgerät hören. Dadurch können Sie sich veränderten akustischen Situationen leicht anpassen (80).

Beim Einlegen der *Batterie* beachten Sie, daß Sie den richtigen Batterie-Typ verwenden und daß der Plus-Pol der Batterie zum markierten «+» im Batterie-Fach des Gerätes kommt. Nur mit einer polrichtig eingelegten Batterie funktioniert Ihr Hörgerät (s. Tabelle 19, S. 166).

Einige Hörgeräte besitzen weitere Einstell-Möglichkeiten, so zum Beispiel die erwähnte Störschall-Unterdrückung oder eine Schalter-Position «TM», die normales (Position «M») und induktives Hören

**Tabelle 1:** *Häufige Abkürzungen am Hörgerät und was sie bedeuten*

| | Position «M» | Position «T» | Position «O» |
|---|---|---|---|
| *steht für:* | <u>M</u>ikrophon | <u>T</u>elefon- oder Hörspule | null = ausgeschaltet |
| **Zweck:** im Ohr getragen | Gerät eingeschaltet – normales Hören mit Hörgerät | nur sinnvoll zusammen mit: <br> – einem induktiven Zusatzgerät am Hörgerät oder im Raum (z. B. in der Kirche) <br> – extra gekennzeichnetem Telefon mit verstärkter Spule (Kap. 7.2.2) | sinnlos, da Ohr verstopft ist und Hören ohne Hörgerät noch besser ist |
| nicht im Ohr getragen | sinnlos, da Hörgerät pfeift und die Batterie sich unnötig verbraucht | sinnlos, weil Hörgerät arbeitet, ohne daß der Träger hört und die Batterie leer läuft – Gerät pfeift *nicht*, obwohl eingeschaltet | einzig richtige Position, wenn das Gerät nicht im Ohr sitzt |

(Position «T») kombiniert; auf diese Weise sind Sie bei induktivem Hören nicht ganz von der akustischen Umwelt abgeschlossen. Der Hörakustiker kann die Anteile von induktivem und «normalem» akustischen Schallsignal bei manchen Hörgeräten so ausbalancieren, daß das Gerät der Hörsituation des Trägers noch besser gerecht wird. Was bei Hörgeräten möglich ist, wie sie ausgestattet sind und wann Sie die zusätzlichen Schalt-Positionen anwenden, erfragen Sie bei Ihrem Hörakustiker.

### 3.2.3 Warum pfeift das Hörgerät?

Wer mit Hörgeräten umgeht, dem ist sicher bekannt, daß diese oft einen hohen Pfeifton von sich geben. Dieser entsteht immer dann, wenn genügend durch das Hörgerät verstärkter Schall erneut zum Mikrophon gelangt. Es kommt zu einem Kreislauf, bei dem ein bereits übertragenes Signal durch den Schalleingang des Mikrophons wieder und wieder verstärkt wird; der Spezialist spricht von *akustischer Rückkopplung*, die den Sinn des Hörgerätes zunichte macht. Pfeift ein Hörgerät, das der Schwerhörige im Ohr trägt, hört er nicht richtig und muß es abstellen.

Warum kann ein Hörgerät *im Ohr* pfeifen? Eine sehr häufige Ursache ist ein Ohrpaßstück, das nicht schalldicht genug ist oder ungenau sitzt (s. Kap. 3.4). Es kann auch verstopft sein oder ein Leck an Schlauch oder Winkel aufweisen. Bei schwächeren Hörgeräten haben diese Fehler keine so große Auswirkung, weil das Hörgerät nicht sehr laut ist. Bei starken Hörgeräten für hochgradig Schwerhörige hingegen können schon kleine Fehler eine große Wirkung haben. So kann eine Kur, bei der Sie an Körpergewicht verloren haben, zu einem undichten Ohrpaßstück und damit zu einem rascher pfeifenden Hörgerät führen.

Ein verlegter Gehörgang kann ebenso zu Rückkopplung führen wie ein Hut, eine ans Ohr geführte Hand oder ein Kopftuch; Schall, der sonst ungehört nach außen abstrahlt, wird nun reflektiert. Seltener ist die Ursache der Rückkopplung darin zu suchen, daß das Hörgerät im Verstärkerteil defekt ist. Wenden Sie sich in jedem Fall an den Hörakustiker.

### 3.2.4 Woher bekommt das Hörgerät seinen Strom?

Jedes Hörgerät benötigt Strom. Fachleute sprechen beim Hörgerät auch von einer *aktiven* Prothese. Den Strom erhält das Hörgerät fast immer von Batterien, seltener von Akkus. Wie wichtig die richtige Wahl der Zelle ist, unterschätzen Laien oft. Gutes Hören steht und fällt mit der Energiequelle für Hörgeräte. Eine gute Batterie macht sich dadurch bemerkbar, daß sie unauffällig und konstant sowie über lange Zeit zuverlässig Leistung bringt. Eine Batterie hält etwa ein bis zwei Wochen. Als Neuling überrascht es Sie vielleicht, daß Batterien für Hörgeräte nicht länger halten, wenn Sie zum Beispiel an Uhren denken, deren Batterien über Jahre arbeiten. Die Lebensdauer einer solchen Zelle hängt aber ganz wesentlich vom Stromverbrauch ab – und der ist bei Hörgeräten erheblich höher. Die Betriebsdauer einer Hörgeräte-Batterie ist bestimmt durch:

1. Baugröße, Grundverstärkung und schaltungstechnischen Aufwand des Hörgerätes
2. Chemisches System der Batterie (zum Beispiel Quecksilber oder Zink-Luft)
3. Einschaltzeit und eingestellte Lautstärke im Betrieb
4. Zeitliche Abstände von Gebrauch und abgeschaltetem Zustand (Erholungs-Effekt) (25)
5. Lagerdauer der Batterie
6. Umgebungs-Temperatur bei Betrieb und Lagerung
7. Höhe der relativen Luftfeuchtigkeit.

Worauf können Sie beim Batteriekauf achten? Kaufen Sie nicht zu viele Batterien auf einmal und lagern Sie diese vor allem trocken. Bewahren Sie die Batterien auch so auf, daß diese keine Berührung untereinander oder mit metallischen Dingen (zum Beispiel Münzgeld) haben, da sie sich sonst entladen können. Beachten Sie auch die in Tabelle 2 aufgeführten Gefahren (s. S. 53). Beim Kauf eines Hörgerätes ist es günstig, darauf zu achten, ob es eine sogenannte *spannungsstabile Schaltung* hat und wie hoch der Stromverbrauch auf dem Datenblatt angegeben wird. Besonders tiefe Außentemperaturen können die chemische Reaktion verringern. In kalten Wintern sind Batterien im Gebrauch dadurch und wegen relativ hoher

**Tabelle 2:** *Mögliche Gefahren beim Umgang mit Hörgeräte-Batterien*

* Hörgeräte-Zellen enthalten giftige Chemikalien; besonders bei Knopfzellen besteht die Gefahr des Verschluckens. Batterien sollen grundsätzlich an einem sicheren Platz aufbewahrt werden.

* Batterien oder Akkumulatoren dürfen auf keinen Fall in Kinderhände geraten. Batterie-Sicherung am Hörgerät empfehlenswert.

* Bewahren Sie Hörgeräte-Batterien nie in der Nähe von Medikamenten auf, da Sie sie versehentlich mit Tabletten oder Pillen verwechseln könnten.

* Primärzellen oder Trockenbatterien (auch „Wegwerf-Batterien" genannt) dürfen nicht aufgeladen werden. Ein Aufladen ist gefährlich und kann dazu führen, daß sie bersten oder explodieren.

* Wiederaufladbare Zellen, also Akkumulatoren oder „Akkus", dürfen nicht überladen oder falsch herum geladen werden. Es besteht die Gefahr des Berstens.

* Batterien oder Akkumulatoren nicht ins Feuer werfen. Sie gehören nicht in den Hausmüll, sondern sollten unbedingt extra entsorgt werden.

* Falsche Batterie-Typen (etwa Billigbatterien) sind solche, die nicht die vorgeschriebene Typenbezeichnung haben. Sie können bei Hörgeräten mit sogenannter AGC (Regelschaltung) dazu führen, daß diese Regelung ausfällt. Diese Schaltung stellt einen Schutz des Gehörs bei ganz bestimmten Schwerhörigkeiten gegen größere Lautstärken dar. Ohne diese besteht die Gefahr einer zusätzlichen Hörschädigung durch das Hörgerät. (43)

Unterschiede von Außen- und Raumtemperatur weniger zuverlässig als sonst.

Wenn Sie Zweifel haben, ob sich eine Batterie im Hörgerät zu schnell entlädt, können Sie den Stromverbrauch beim Hörakustiker prüfen lassen. Der Ladezustand einer Batterie läßt sich durch entsprechende, im Fachgeschäft erhältliche Batterie-Spannungs-Anzeiger prüfen; sie sagen jedoch nichts darüber aus, wie lange eine Zelle noch halten wird.

*Alle* verbrauchten Hörgeräte-Zellen, auch die weniger umweltbelastenden Zink-Luft-Batterien oder auch Akkus, enthalten Giftstoffe,

weshalb sie der Einzelhandel oder der Hörakustiker nach einer freiwilligen Vereinbarung zwischen Industrie, Handel und Umweltmi-
nisterium zurücknimmt (60, 61, 134). Werfen Sie Ihre verbrauchten
Batterien daher bitte auf keinen Fall in den Hausmüll, sondern nutzen Sie die Rücknahmegarantie des Einzelhandels und des Hörakustikers (Abb. 3.3).

**Abb. 3.3:** Internationales Symbol für Batterie- und Akku-Recycling
(ISO 7000-1135)

## 3.3 Wie pflegen Sie Ihr Hörgerät richtig?

Das Hörgerät enthält empfindliche elektronische Bauteile und
Schaltungen. Es ist so gebaut, daß Sie es trotzdem ständig tragen
können und es den damit verbundenen Belastungen standhält.
Die folgenden Hinweise und Ratschläge sind aber sehr wichtig,
damit Sie im Hörgerät möglichst lange eine zuverlässige Hilfe haben.

### 1. Schützen Sie das Hörgerät vor Stoß und Fall

Jede harte Erschütterung kann dem Hörgerät schaden. Feine Drähte,
Platinen, Lagerungen, Hörer oder Mikrophon können durch Fall
oder Stoß beschädigt werden, so daß das Hörgerät nicht mehr richtig oder gar nicht mehr arbeitet. Achten Sie beim Hantieren (Einsetzen oder Batterie-Wechsel) darauf, daß das Gerät nicht tief oder hart
fallen kann. Halten Sie hierzu am besten das Hörgerät beim Batterie-
Wechsel über eine weiche Unterlage, so daß auch die Batterie nicht
verloren gehen kann.

## 2. Schützen Sie das Hörgerät vor Nässe, Feuchtigkeit und Schmutz

Feuchtigkeit oder gar Nässe kann dem Hörgerät schaden. Wenn Sie mit Wasser in Berührung kommen, vergessen Sie nicht, zuvor Ihr Hörgerät an einen trockenen Platz zu legen. Das sollten Sie tun, wenn Sie baden, schwimmen oder Haare waschen. Am Meer sollte das Hörgerät nicht mit Sand in Berührung kommen.

Auch während der Körperpflege hat das Hörgerät nichts am Kopf zu suchen: Parfüm, Rasierwasser, Schminke, Haarspray und sonstige Kosmetika sollten vollständig am Körper getrocknet sein, damit sie dem Hörgerät nicht schaden können.

Auch vor Regen sollten Sie Ihr Hörgerät schützen. Besonders aggressiv wirkt Schweiß auf das Innere des Hörgerätes. Bei körperlich sehr anstrengender Arbeit und wenn Sie sowieso dazu neigen, ist Schwitzen allerdings oft nicht vermeidbar. Für solche Fälle bieten sich Trocken- oder Wärmebeutel an (siehe folgenden Rat) oder überhaupt Hörgeräte, die «wasserfest», also gegen Nässe besser geschützt sind.

---

### Rat

Wenn Sie viel mit Nässe oder Feuchtigkeit in Berührung kommen, sei es an der See oder sonstigen feuchten Plätzen, oder wenn Sie stark zum Schwitzen neigen, sollten Sie dies bei der Wahl Ihres Hörgerätes unbedingt ansprechen. Ein besonders viel Schweiß ausgesetztes Hörgerät muß sicher öfter repariert werden. Eine Hilfe dagegen bietet der sogenannte **Trockenbeutel** (zum Beispiel von Hansaton). Über Nacht legen Sie das Hörgerät mit einer Silikat-Kapsel zusammen in einen Kunststoff-Beutel. Die Kapsel zieht die Nässe an und verfärbt sich nach mehrfachem Gebrauch. Danach müssen Sie eine neue Kapsel verwenden. Eine andere Möglichkeit bietet ein elektrisch betriebener «Wärmebeutel» (s. Anhang 9.2, Teil F), der sich im übrigen auch für häufig gebrauchte Im-Ohr-Geräte anbieten kann oder einfach ein Stirnband.

Fragen Sie hierzu Ihren Hörakustiker. Es gibt auch spezielle, gegen Wasser geschützte Hinter-dem-Ohr-Geräte (s. Tabelle 5 im Kap. 4.1).

### 3. Setzen Sie Ihr Hörgerät nicht praller Hitze aus

Legen Sie Ihr Hörgerät nie auf eine heiße Unterlage oder auch eine Unterlage, die erst heiß werden kann; ein Beispiel wäre die schwarze Kunststoff-Ablage im Auto, die, wenn die Sonne darauf scheinen kann, für das Hörgerät zu heiß wird. Zu hohe Temperaturen schaden dem Hörgerät und können es verformen. So lange Sie Ihr Hörgerät am Ohr tragen, kann es eine Luft-Temperatur von bis zu 50 Grad Celsius Hitze vertragen. Die Haut des menschlichen Körpers wirkt nämlich puffernd, so daß die Temperatur im Hörgerät deutlich geringer ist (122). Sobald das Hörgerät jedoch nicht mehr am Kopf anliegt, ist bei größerer Hitze (z. B. über 40 Grad Celsius) Vorsicht geboten.

### 4. Setzen Sie Ihr Hörgerät keiner Bestrahlung aus

Behandelt Sie ein Arzt, fragen Sie ihn, ob er Sie auch bestrahlt. Kurzwellen können dem Hörgerät schaden. Bei einer ärztlichen Untersuchung sollten Sie Ihre Hörgeräte ablegen, bevor Sie den Raum betreten, in dem Sie bestrahlt werden sollen. Auch am Arbeitsplatz könnten Sie solchen Kurzwellen-Strahlen ausgesetzt sein. In explosionsgefährdeten Räumen dürfen Sie keine Hörgeräte tragen. Wenn Sie die Hörgeräte ablegen, machen Sie die Personen, die mit Ihnen sprechen, darauf aufmerksam, daß Sie schlecht hören.

### 5. Verwahren Sie Ihr Hörgerät sicher auf

Besonders in Krankenhäusern kommen Hörgeräte leicht abhanden. Sie werden auch gestohlen, obwohl sie niemand anderem helfen, sondern eher dem Ohr schaden können. Hörgeräte gehören nicht in die Reichweite von Kindern. Bewahren Sie Ihr Hörgerät auch sicher vor Hunden auf – pfeifende Hörgeräte «beleidigen» empfindliche Hunde-Ohren. Auch der Körpergeruch am Hörgerät kann dazu führen, daß ein Hund das Hörgerät zerbeißt. Sie können Ihr Hörgerät bei Ihrem Hörakustiker versichern lassen.

**6. Entnehmen Sie die Batterie, wenn Sie Ihr Hörgerät längere Zeit nicht benutzen**

Batterien können auslaufen, wenn Sie Ihr Hörgerät nicht benutzen. Die Gefahr besteht um so mehr, wenn das Hörgerät eingeschaltet bleibt und je länger es unbenutzt liegt. Nehmen Sie die Batterie aus dem Hörgerät heraus, um Ihr Hörgerät zu schützen.

Sollte Ihr Hörgerät einmal defekt sein, lassen Sie es vom Hörakustiker überprüfen. In manchen Fällen ist der Fehler leicht zu beheben. Muß allerdings ein Teil ersetzt werden oder ist der Fehler erst durch längere Prüfungen oder Dauertests herauszufinden, muß der Hörakustiker das Hörgerät meist für einige Tage behalten. Falls möglich, erhalten Sie Ersatz für diese Zeit. Hörgeräte können auch direkt zum Hörgeräte-Hersteller zur Reparatur geschickt werden. Dies ist insbesondere der Fall, wenn die Garantiezeit noch nicht abgelaufen ist. Die Garantie auf Hörgeräte beträgt 1 Jahr.

**Rat**

Bei der Reparatur eines Hörgerätes werden oft die vom Hörakustiker vorgenommenen Einstellungen verändert. Lassen Sie sich bei Empfang des reparierten Hörgerätes vom Hörakustiker bestätigen, daß die Einstellung des Hörgerätes Ihrem Hörfehler bzw. der Einstellung vor der Reparatur entspricht. Lassen Sie sich auch Ihre aktuelle Hörgeräte-Einstellung auf Ihrem Hörgeräte-Paß eintragen. Notfalls kann sie dann anhand Ihres Passes vom Fachmann überprüft werden. Falsch eingestellte Hörgeräte können das Gehör auf Dauer schädigen. Diese Gefahr besteht in erhöhtem Maße bei Kindern und Säuglingen.

### 3.4 Wann ist ein Ohrpaßstück notwendig?

Wie Sie der Tabelle 4 (s. Einleitung zu Kap. 4) entnehmen können, ist bei vielen Hörgeräten ein individuelles Ohrpaßstück notwendig, außer bei Knochenleitungs- und einigen IdO-Geräten sowie bei der sogenannten Offenen Versorgung (Abb. 3.4).

Das Ohrpaßstück ist ein abnehmbares Teil des Hörgerätes, das durch eine formgenaue Abdrucknahme in *Gestalt, Material und Klangeigenschaften* individuell passend für ein bestimmtes Ohr angefertigt wird.Es leitet den Schall des Hörgerätes ins Ohr und bildet mit ihm eine untrennbare akustische Einheit, die Technik, Klang und Tragekomfort entscheidend prägt. Selbst das beste Hörgerät kann mit einem schlechten Ohrpaßstück nur mäßig klingen. Was hat es mit dem Ohrpaßstück auf sich, was ist so wichtig daran?

Ein Ohrpaßstück hat folgende zwei Aufgaben:

1. Es verbindet *mechanisch* das Hörgerät mit dem individuellen, in seiner Form einzigartigen Ohr, an das der Hörakustiker es exakt angepaßt hat. Es sollte fest genug, aber auch angenehm im Ohr sitzen.

2. Das Ohrpaßstück leitet den verstärkten Schall des Hörgerätes zum Trommelfell und verändert ihn *akustisch* so, daß der Hörfehler so genau wie möglich ausgeglichen wird. Es soll das Ohr ausreichend abdichten, um ein Rückkopplungs-Pfeifen zu verhindern, aber den Klangeindruck und die Luftzirkulation so natürlich wie möglich gestalten.

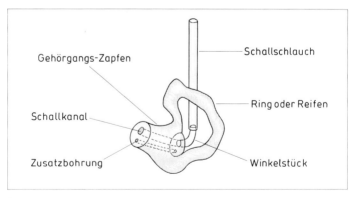

**Abb. 3.4:** Ohrpaßstück (Secret-ear) für rechtes Ohr in sogenannter Ringform

*Diese Ansprüche sind um so schwerer zu vereinen, je höher der Grad der Schwerhörigkeit ist und je länger der Hörbehinderte mit dem Tragen von Hörgeräten gezögert hat.*

Statt individuell angefertigter Ohrpaßstücke kann der Hörakustiker auch vorgefertigte Standard-Ohrstücke oder sogenannte Ohroliven anbieten, um «ein Hörgerät mal eben kurz auszuprobieren» (Abb. 3.5). Sie sind zwar billiger, leicht zu handhaben und schnell verfügbar, können jedoch den guten Klang und die Leistung des Hörgerätes so verschlechtern, daß Sie es nicht benutzen. Mit einem maßgefertigten Ohrpaßstück hingegen kann der Hörakustiker nicht nur den individuellen Hörschaden besser berücksichtigen, sondern ebenso Form und Gestalt des Ohres, mögliche Überempfindlichkeit, Kosmetik sowie Klang- und Druckempfinden. Wie Sie anhand der Tabelle 3 sehen können, können Fachleute möglichen Schwierigkeiten durch eine Reihe von Maßnahmen begegnen (s. S. 60). Es sei hier nochmals betont, daß eine rechtzeitig versorgte Schwerhörigkeit weniger Probleme aufwirft und oft einen besseren Erfolg ermöglicht als eine fortgeschrittene. Zwar sind Hilfen auch dann noch möglich, können aber häufig Nachteile mit sich bringen, wie die Tabelle zeigt. Die Fachleute können jedoch Problemen nicht nur durch Maßnahmen am Ohrpaßstück entgegenwirken, sondern oft auch

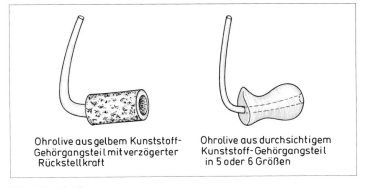

Ohrolive aus gelbem Kunststoff-Gehörgangsteil mit verzögerter Rückstellkraft

Ohrolive aus durchsichtigem Kunststoff-Gehörgangsteil in 5 oder 6 Größen

**Abb. 3.5:** Ohroliven

**Tabelle 3:** *Mögliche Probleme mit Ohrpaßstücken*

| Problem | Ursachen | Mögliche Lösung am Ohrpaßstück | Mögliche Nachteile |
|---|---|---|---|
| Rückkopplungspfeifen | Undichtigkeit durch starkes Hörgerät bei fortgeschrittener Schwerhörigkeit | weiches, flexibles Material, dickwandiger Schallschlauch | schwieriges Einsetzen, Druck oder Schmerz; gegen Licht und Schweiß empfindlicheres Material |
| | schwierige anatomische Form von Gehörgang und Ohrmuschel | wie oben, auch Spezialform zum besseren Halt des Ohrpaßstücks | wie oben |
| Druck oder Schmerz | hohe Abdichtung des Ohrpaßstücks bei fortgeschrittener Schwerhörigkeit | Abschleifen, andere Form oder anderes Material des Ohrpaßstücks | zu früh einsetzende Rückkopplung (Pfeifen) des Hörgerätes |
| | schwierige anatomische Verhältnisse an Gehörgang oder Ohrmuschel | wie oben | keine; selten zu frühes Pfeifen des Hörgerätes |
| | falsche Handhabung | wie oben | wie oben |
| | Allergien | Material behandeln (verglasen) oder ändern z. B. hautfreundliches Material, Vergoldung | keine |

| | Ohrpaßstück, Hörgerät | | |
|---|---|---|---|
| Klang zu dumpf oder unnatürlich, Druckgefühl, Gefühl der Abgeschlossenheit | mangelnde Gewöhnung, Art der Schwerhörigkeit | parallele Zusatzbohrung, Einbau eines sog. Horns, sog. Venting | bei zu engem Gehörgang eventuell nicht möglich; zu frühes Pfeifen des Hörgerätes |
| Klang zu hell oder schrill | | kein Horn einbauen | bei Hochton-Schwerhörigkeit schlechteres Sprachverstehen |
| Handhabung | fehlendes Tastgefühl, Schüttellähmung, Alter | Kürzen und Abschleifen von Problemzonen; Einsetzen lassen durch Begleitperson | durch schlechtere Abdichtung Gefahr der Rückkopplung; Abhängigkeit von Begleitperson |
| | schwierige anatomische Verhältnisse | Kürzen und Abschleifen von Problemzonen, Gleitmittel verwenden, Material ändern | höhere Gefahr der Rückkopplung bei Kürzen, Abschleifen und härterem Material |
| | Umgang mit weichem, hochhaftendem Material | Gleitmittel verwenden, kombiniertes Material (hart/weich) | bei kombiniertem Material höhere Gefahr der Rückkopplung |
| Aussehen | zu auffällig glänzend | Mattieren glänzender Flächen, anderes Material | möglicher geringerer Tragekomfort bei weichem Material, kürzere Lebensdauer des Materials |
| | zu unauffällig, Farbe unpassend | bei starrem Material: einfärben, mit Schmucksteinen versehen; sonst anderes Material oder andere Form | Kosten; bei härterem Material Gefahr früher Rückkopplung |

mit Technik im Hörgerät (zum Beispiel mit einer «Anti-Feedback-Schaltung» gegen Rückkopplungs-Pfeifen).

Individuelle Ohrpaßstücke müssen bei Erwachsenen je nach Material, Gebrauch und veränderten anatomischen Verhältnissen regelmäßig alle 1 bis 5 Jahre neu angefertigt werden (13); bei Kindern oder Säuglingen je nach Wachstum und Verträglichkeit entsprechend früher.

Grundsätzlich ist ein Ohrpaßstück oder Hörgerät im Gehörgang wie jede Prothese gewöhnungsbedürftig. Es verschließt mehr oder minder das Ohr und beeinträchtigt zwangsläufig den natürlichen Transport von Ohrenschmalz nach außen. Sie sollten Ihre Ohren aber deshalb nicht übermäßig reinigen wollen oder gar mit Gegenständen im Ohr herummanipulieren, was die Situation meist nur verschlimmert. Es empfiehlt sich stattdessen, regelmäßig den Ohrenarzt aufzusuchen und das Ohrenschmalz entfernen oder ausspülen zu lassen (93).

Das Ohrpaßstück sollte stets frei von Ohrenschmalz sein und vom Schwerhörigen regelmäßig, je nach Tragedauer, täglich oder mindestens wöchentlich gesäubert werden (s. Kap. 7, S. 156).

# 4. Welche Hörgeräte-Bauarten gibt es?

Wir befassen uns mit den einzelnen Hörgeräte-Bauarten sowie einigen Sonderformen. Die Hörgeräte-Bauarten unterscheiden sich durch ihre Trageweise, die das Aussehen und die Baugröße bestimmen. Fachleute unterscheiden zunächst am Körper und am Kopf

**Tabelle 4:** *Hörgeräte-Bauarten nach ein- und beidohriger Versorgung sowie mit oder ohne Ohrabdruck und Ohrpaßstück*

| | | | ein-ohrig | beid-ohrig | Ohr-ab-druck | Ohr-paß-stück |
|---|---|---|---|---|---|---|
| körperge-tragenes Hörgerät | Taschengerät | LL | + | $+^1$ | x | x |
| | | KL | + | $+^1$ | – | – |
| Kopf-Hörgeräte | Hinter-dem-Ohr-Gerät | LL | ** | ** | x | x |
| | | KL | + | – | – | – |
| | Hörbrille | LL | ** | ** | $x^2$ | $x^2$ |
| | | KL | ** | ** | – | – |
| | Im-Ohr-Gerät | LL | ** | ** | x | $–^3$ |
| | | KL | – | – | – | – |

*Abkürzung:*
LL  über Luftleitung versorgendes Hörgerät
KL  über Knochenleitung versorgendes Hörgerät  } (s. auch Kap. 3.1.1)

*Zeichenerklärung:*
** je nach Hörfehler gebräuchliche Form eines Hörgerätes
+ seltene Form für Ausnahmefälle     x  notwendig       – entfällt

[1] auch mit einem Gerät möglich – als stereophones Taschengerät oder mit sogenanntem Y-Kabel für beide Ohren
[2] zum Teil offen oder mit individueller Halterung (s. Kap. 4.3)
[3] zum Teil auch mit individuellem Ohrpaßstück möglich (s. Kap. 3.4)

getragene Hörgeräte. Während das Taschengerät am Körper getragen wird, zählen Hinter-dem-Ohr-Gerät, In-dem-Ohr-Gerät und Hörbrille zu den Kopf-Hörgeräten. Innerhalb der Bauarten gibt es verschiedene Marken (zum Beispiel Philips) mit vielen unterschiedlichen Hörgeräte-Typen (zum Beispiel M 49 0).

## 4.1 Das Hinter-dem-Ohr-Gerät (HdO-Gerät)

Von allen Hörgeräte-Bauarten haben die HdO-Geräte mit 78% (37) den weitaus größten Anteil. Sie liegen hinter der Ohrmuschel auf und haben eine entsprechend gebogene Form. Der durchsichtige Hörwinkel (Abb. 4.2) hakt sich über die Spitze der Ohrmuschel und bietet so Halt. Durch ihn tritt der Schall aus dem Hörgerät aus und gelangt über den durchsichtigen Schallschlauch und das Ohrpaßstück ins Ohr. Die Schallaufnahme, also der Ort, an dem das Mikrophon sitzt, liegt in Höhe der Ohrmuschel-Spitze und nimmt Schall bevorzugt von vorne auf. Hörgeräte-Träger müssen sich darüber im klaren sein, daß nun nicht mehr die Ohrmuschel, sondern das Mikrophon «hört». Dies ist besonders beim Telefonieren wichtig.

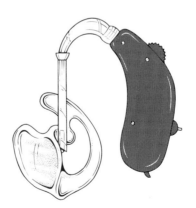

**Abb. 4.1:** HdO-Gerät mit linkem Ohrpaßstück

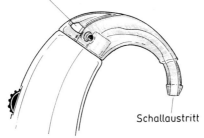

Mikrophon-Eingang (Einsprache)

Schallaustritt

**Abb. 4.2:** Hörwinkel eines HdO-Gerätes

Paßt sich das HdO-Gerät der Form der Ohrmuschel nicht gut an, kann möglicherweise eine andere Baugröße, ein gelenkig verbundener, ein flexibler oder ein Mini-Hörwinkel helfen. Eine Auflage-Plastik kann größere und etwa störende Lücken zwischen Ohrmuschel und Hörgerät ausgleichen, wie sie zum Beispiel bei Brillenträgern auftreten können (s. Abb. 4.3).
Ein- oder beidohrig getragene HdO-Geräte sind für nahezu jeden Schwerhörigkeits-Grad geeignet. Die Größe der Geräte liegt zwischen dreieinhalb und sechs Zentimetern; sehr kleine HdO-Geräte

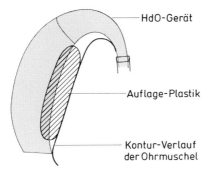

HdO-Gerät

Auflage-Plastik

Kontur-Verlauf
der Ohrmuschel

**Abb. 4.3:** Auflage-Plastik

**Tabelle 5:** *Merkmale der HdO-Geräte nach verschiedenen Kriterien*

| Akustik | Technische Ausstattung | Handhabung Bedienung | Kosmetik |
|---|---|---|---|
| – relativ ohrnahe Schallaufnahme<br>– Richtmikrophon kann besseres Stör-/Nutzschall-Verhältnis und Richtungshören bringen<br>– keine Reibe- oder Trage-Geräusche<br>– Windgeräusche möglich, evtl. durch Windbremse vermeidbar<br>– besonders große klangliche Auswahl, da problemlos mit anderen Marken ohne hohen Kosten- u. Zeitaufwand vergleichbar zu testen<br>– Ausnutzen der Ohrmuschel-Effekte *nicht* möglich<br>– bei beidohriger Versorgung möglicherweise unerwünschte gegenseitige Beeinflussung der Hörgeräte | – sehr große Bandbreite von einfacher bis sehr aufwendiger Ausstattung, Kosten entsprechend unterschiedlich<br>– Fernbedienung (Infrarot/Ultraschall/Funk) möglich (meist mitzuführen) (s. Abb. 4.11)<br>– Programmierung (mit präzisen und vielfältigen Einstellungen im Gerät) möglich (s. Abb. 4.10)<br>– «MT»-Position, manchmal auch innen verstellbar, möglich (s. Abb. 4.6)<br>– Störschall-Unterdrückung mit einfachem Schalter außen oder innen einstellbar mit Automatik möglich auf Mehrkanal-Geräte mit genauerer Einstellung auf Hörfehler möglich<br>– Auswahl an verschieden vielen Hörprogrammen möglich<br>– Automatik ohne Lautstärke-Steller möglich (s. Abb. 4.7)<br>– Audio-Anschluß (z. T. auch nachrüstbar) möglich (s. Kap. 5.4, Abb. 5.2)<br>– serienmäßig nur externes Mikrophon (Oticon E 34 System) für höchste Verstärkung (s. Abb. 4.9)<br>– wasser- und schweißresistente Modelle möglich<br>– in Funk- u. Draht-CROS-Sonderform möglich (s. Kap. 4.3)<br>– mit «MT» Position, z. T. auf individuelle Hörsituation abstimmbar (s. Kap. 3.2.2) | – robust, relativ leichte Pflege<br>– Lautstärke von Hand oder per Fernbedienung einzustellen, auch ohne Lautstärke-Steller möglich; bei Handbedienung ist Steller blind zu ertasten – kann durch besonders große und griffige Steller (Abb. 4.8) oder externen Steller (s. Kap. 5.5.3) erleichtert werden<br>– bei hohem technischen Aufwand (z. B. Fernbedienung) höhere Kosten | – Auffälligkeit durch Baugröße beeinflußbar; kleinere Geräte sind meist teurer<br>– verschiedene Tarn-, Haar- oder Popfarben möglich, auch durchsichtige bzw. angefärbte Modelle<br>– Verzierung durch Schmucksteine möglich |

nennt der Fachmann Mini-HdO-Geräte. Das HdO-Gerät ist damit die Hörgeräte-Bauform mit den meisten Möglichkeiten für unterschiedliche Größe, Verstärkung, Klangauswahl, Anschluß an Zu-

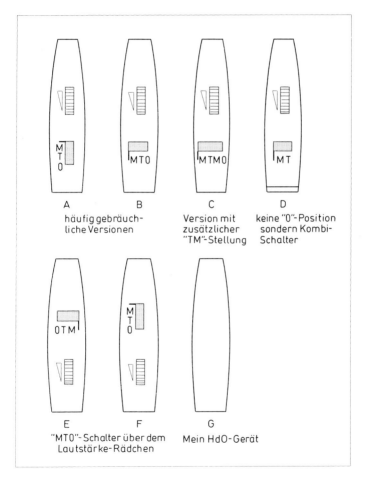

**Abb. 4.4:** Einige Möglichkeiten unterschiedlicher Anordnung der Bedien-Elemente bei HdO-Geräten

satzgeräten oder Ausstattung mit speziellen Schaltungen für bestimmte Hörfehler.

Die Tabelle 5 zeigt Ihnen Einzelheiten über Merkmale von HdO-Geräten. Die dort genannten «Ohrmuschel-Effekte» ermöglichen ein verstärktes räumliches und richtungsgebundenes, hallärmeres Hören (32, 129, 130), die bei HdO-Geräten leider wegfallen. Ungünstige Resonanz- und Phaseneffekte können bei beidohrig getragenen HdO-Geräten auftreten. Sie kommen bei In-dem-Ohr-Geräten nicht vor (86, 88).

Einstellungen im Inneren von Hörgeräten kann der Hörbehinderte selbst nicht direkt beeinflussen. Hörgeräte dagegen mit zusätzlichen Schalt-Positionen oder verschieden wählbaren Hörprogrammen ermöglichen ihm, sich nicht nur durch den Lautstärkeregler veränderten Hörsituationen anzupassen. Die Abbildungen 4.4 bis 4.11 zeigen einige technische Details und Möglichkeiten von HdO-Geräten.

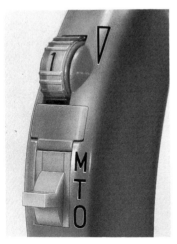

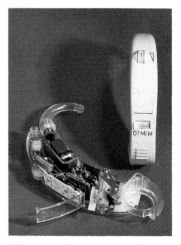

**Abb. 4.5:** MTO-Schalter und Lautstärke-Steller am HdO-Gerät

**Abb. 4.6:** HdO-Gerät mit O-T-MT-M-Schalter und Inneres eines Gerätes

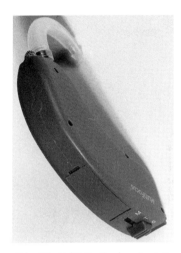

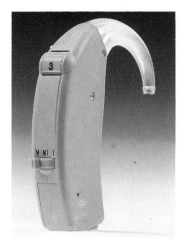

**Abb. 4.7:** HdO-Gerät ohne Lautstärke-Steller (Automatik)

**Abb. 4.8:** HdO-Gerät mit besonders breitem, griffigem Lautstärke-Steller bei pelzigen Fingern oder verringertem Tastvermögen

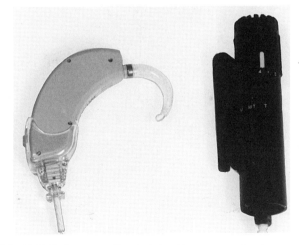

**Abb. 4.9:** HdO-Gerätesystem für einohrige Versorgung mit externem Mikrophon und Lautstärke-Steller (rechts)

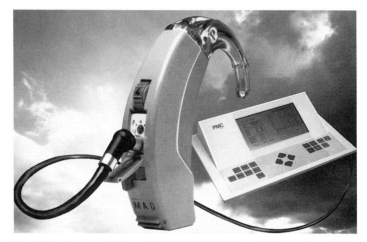

**Abb. 4.10:** Programmierbares HdO-Gerät jedoch ohne direkte Wahlmöglichkeit verschiedener Programme für den Träger

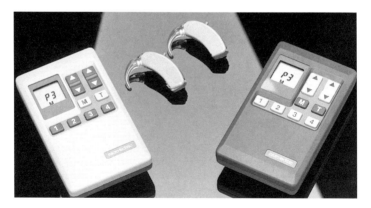

**Abb. 4.11:** Programmierbares HdO-Gerät mit Funk-Fernbedienung und Wahl von vier unterschiedlichen Hörprogrammen für den Träger

**Tabelle 6:** *Batterie-Typen für HdO-Geräte\**

| Batterie-Typ | Abmessungen in mm | | Chemisches System | Mittlere Betriebsspannung in Volt (V) | Maximale Kapazität in mAh |
|---|---|---|---|---|---|
| | Aufriß (von oben) | Seitenriß (seitlich) | | | |
| 13 | max. 7,9 | Höhe max. 5,4 | Quecksilber Zink–Luft | 1,2 V 1,24 V | 85–100 170–230 |
| 675 | max. 11,6 | Höhe max. 5,4 | Quecksilber Zink–Luft Akkumulator (NiCd, wiederaufladbar) | 1,25 V 1,25 V 1,24 V | 220–265 400–540 30 |

alle Daten sind Hersteller-Angaben entnommen

\* einige Mini-HdO-Geräte benötigen Batterie-Typ 312: s. hierzu Tabelle 8 (S. 79)

Für HdO-Geräte gibt es Batterie-Größen und chemische Systeme verschiedener Art (s. Tabelle 6). Die an sich ausdauernderen Zink-Luft-Batterien können sich allerdings bei größeren Belastungen durch hochverstärkende Hörgeräte als weniger zuverlässig erweisen (51). Im übrigen sind diese mit Haftfolie versiegelten Zellen durch Abziehen derselben erst nach circa 1 Minute voll aktiviert. Zellen mit einmal abgezogener Folie sollten innerhalb von zwei bis drei Monaten verbraucht werden.

## 4.2 Das In-dem-Ohr-Gerät (IdO-Gerät)

Die kleinste Hörgeräte-Bauform ist das IdO-Gerät (Abb. 4.12); es findet vollständig in Ohrmuschel und Gehörgang (sogenanntes Concha-Gerät) oder sogar nur im Gehörgang (sogenanntes Kanal-Gerät) Platz. Das IdO-Gerät gibt es in den alten Bundesländern bereits seit Beginn der 60er Jahre, der Anteil dieser Bauart war jedoch lange verschwindend gering. Erst seit 1984 ist er rasch angestiegen und beträgt heute etwa 20% (37).

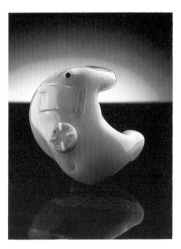

**Abb. 4.12:** IdO-Gerät

**Tabelle 7:** *Merkmale von IdO-Geräten nach verschiedenen Kriterien*

| Akustik | Technische Ausstattung | Handhabung/Bedienung | Kosmetik |
|---|---|---|---|
| – von allen Hörgeräte-Bauarten der natürlichen Schallaufnahme am nächsten<br>– Ausnutzen der Ohrmuschel-Effekte (s. S. 68) möglich, wodurch Richtungs- und Sprachhören bei beidohrigem Hören besser ist<br>– keine Reibe- oder Tragegeräusche, jedoch Kaugeräusche möglich<br>– durch kürzeren Schallweg vergleichsweise weniger Verstärkung und deshalb auch weniger Technik für Ausgleich von Nachteilen (wie beim HdO-Gerät) erforderlich<br>– keine oder nur sehr geringe klangliche Auswahl an verschiedenen Geräte-Typen<br>– Vergleich des Klangs zwei verschiedener Marken nur unter hohem Kosten- und Zeitaufwand oder gar nicht möglich<br>– besonders höhere Grade von Schwerhörigkeit sind wegen zu geringer Verstärkung oder Rückkopplungs-Pfeifen nicht versorgbar<br>– Probleme mit Belüftung des Ohres und subjektives Klangempfinden, auch mit der eigenen Stimme, können bei fehlendem Ohrpaßstück nicht immer behoben werden | – insgesamt sind technischer Aufwand und Kosten höher als bei HdO-Geräten<br>– Fernbedienung und Programmierung möglich – mit Auswirkung auf Kosten möglich (vgl. Tabelle 5)<br>– Störschall-Unterdrückung mit Fernbedienung möglich<br>– Auswahl an verschiedenen Hörprogrammen möglich (vgl. Tabelle 5)<br>– in CROS-Sonderform möglich (s. S. 80) | – erfordert bei allen Typen ausreichend manuelles Geschick zum Einsetzen und Herausnehmen des Gerätes aus dem Ohr sowie zum Batteriewechsel<br>– bei Geräten ohne Fernbedienung müssen außerdem die kleinen Bedienungselemente blind ertastet und gehandhabt werden können<br>– sorgfältiges und regelmäßiges Reinigen des Schallaustritts ist wichtig; diese Geräte mit Schweiß mehr ausgesetzt als HdO-Geräte<br>– Geräte mit Fernbedienung sind technisch noch aufwendiger, also teurer, und die Fernbedienung muß oft ständig mitgeführt werden | – in kleinster Baugröße (XP-Kanalgerät) unsichtbar im Gehörgang; mit Fernbedienung kein Stellen am Ohr, *jedoch abhängig von Schwerhörigkeit und Größe des Gehörganges*<br>– für Damen auch in modischem Schmuck (z. B. in Ohrclip) eingebaut bzw. mit Schmucksteinen oder farblich verziert |

Vor allem dem Wunsch Schwerhöriger, Hörgeräte möglichst unauffällig tragen zu können, ist die Hörgeräte-Industrie durch den Bau dieser Winzlinge nachgekommen. Gleichzeitig ist es aber der Vorteil dieser Bauform, dem natürlichen Ort des Hörens am nächsten zu sein (vgl. Tabelle 7). IdO-Geräte unterscheiden sich grundsätzlich durch die zwei Arten der Trageweise und der Herstellung: es gibt sie, wie bereits erwähnt, als Concha- oder Kanal-Geräte einerseits und als Modul- oder Custom-made-Geräte andererseits.

Zunächst zu dem Unterschied im **Herstellungs-Verfahren**: Modul-Geräte sind HdO-Geräten insofern ähnlich, als daß sie mit einem individuellen Ohrpaßstück verbunden und ihre Daten technischen Normen entsprechend nachprüfbar sind, während dies für Custom-made-Geräte nicht zutrifft (76). Modul-Im-Ohr-Geräte sind in das Ohrpaßstück eingelassen, jedoch von diesem leicht trennbar. Einige können sogar für rechts wie für links verwendet werden (Abb. 4.13, 4.14). Dies sind oft Vorteile für den Schwerhörigen.

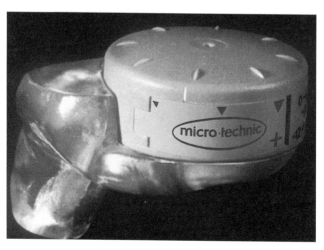

**Abb. 4.13:** Modul-Im-Ohr-Gerät, das die Ohrmuschel ganz ausfüllt (mit Ohrpaßstück), hier vergrößert

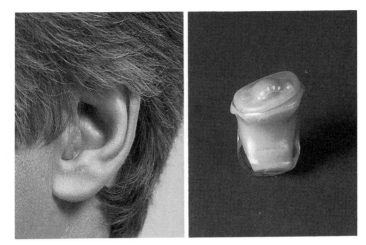

**Abb. 4.14. a+b:** Gehörgangs- oder Kanalgerät als Modul-Im-Ohr-Gerät. Um das serienfertige Modul ist die durchsichtige Otoplastik (rechts) erkennbar, in die das Modul eingesetzt ist

Custom-made-Geräte sind dagegen vom Hörgeräte-Fabrikanten fix und fertig hergestellte IdO-Geräte ohne Ohrpaßstück. Nachdem hier der Hörakustiker vom Ohr des Betroffenen einen Abdruck genommen und die technischen Eigenschaften und Daten des benötigten Gerätes ermittelt hat, baut der Hersteller das entsprechende Hörgerät. Er stellt anhand des Abdruckes eine Gehäuse-Schale her, in die er das komplette Gerät einbaut. Verändert sich allerdings später die Form des Ohres, etwa durch eine Gewichtsabnahme, kann es notwendig sein, eine neue Gehäuse-Schale anzufertigen, was eher nachteilig für den Träger ist (Abb. 4.15).

Auf die *Trageweise* von IdO-Geräten bezogen läßt sich weiterhin zwischen den kleinsten Gehörgangs- oder Kanal-Geräten und den etwas größeren Concha-Geräten unterscheiden (Abb. 4.16). Welche der beiden in Frage kommen, hängt jedoch nicht nur davon ab, wie klein Sie das Gerät wünschen, sondern auch von Ihrer Schwerhörigkeit und Ihrem Ohr, das eine bestimmte Mindestgröße haben muß.

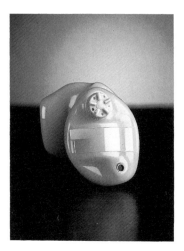

**Abb. 4.15:** Kanalgerät als Custom-made-IdO-Gerät. Beim Custom-made-IdO-Gerät gibt es keine Otoplastik, sondern hier entspricht das Gehäuse des Hörgerätes exakt dem Gehörgang

Concha-Geräte sitzen in der Ohrmuschel-Höhlung (lat. concha); sie können diese ganz ausfüllen («Voll-Concha-Gerät») oder nur zum Teil («Low-Profile»-, «Half-Shell»-Gerät; vgl. Abb. 4.16, 4.17, 4.18). Bei der Wahl der Hörgeräte-Bauart sollten Sie sich von der unauffälligen Trageweise eines oft teureren IdO-Gerätes allein nicht leiten lassen. Bedenken Sie, daß Sie in der Regel keinen Vergleich mit anderen Marken haben und es später vielleicht bereuen, wenn es ein Hörgerät gäbe, mit dem Sie zufriedener sein könnten. Deshalb ist es durchaus empfehlenswert, Kosten nicht zu scheuen und zum Vergleich mit HdO-Geräten extra Ohrpaßstücke anfertigen zu lassen – auch wenn sich im Nachhinein herausstellt, daß Sie doch bei IdO-Geräten bleiben, und Sie die Ohrpaßstücke selbst zahlen müßten. Ein solcher Vergleich ist allerdings nur sinnvoll, wenn er mit gleichwertigen HdO-Geräten der entsprechenden Preisklasse vorgenommen wird. Bei einer beidohrigen Hörgeräte-Versorgung ist das schlechtere Ohr Maß dafür, ob für Sie möglicherweise IdO- oder

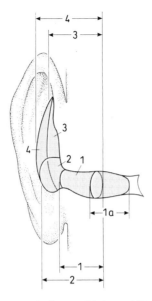

**Abb. 4.16:** *Übersicht, wie weit die verschiedenen IdO-Geräte Gehörgang und Ohrmuschel ausfüllen.*
Die Pfeile deuten an, wie weit der jeweilige IdO-Typ, bezogen auf den Schallaus-
gang im Gehörgang, die Ohrmuschel ausfüllt.
**1 + 1a: Kanalgerät,** ist vollständig nur im Gehörgang untergebracht;
**2: Half-Shell** («halbe Muschel»), füllt Gehörgang und halbe Ohrmuschel aus;
**3: Low-Profile** («Flachprofil») füllt Gehörgang und flach die ganze Ohrmuschel-Höhlung aus;
**4: Voll-Concha** füllt Gehörgang und ganze Ohrmuschel-Höhlung vollständig
aus

HdO-Geräte in Frage kommen, denn zwei verschiedene Hörgeräte-
Bauformen sollten Sie keinesfalls tragen. Im folgenden informiert Sie
Tabelle 8 ausführlich über Batterien für IdO-Geräte.

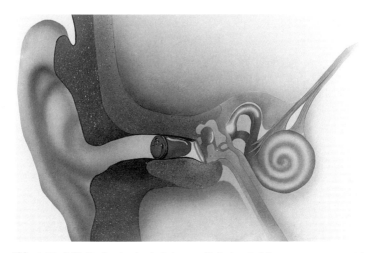

**Abb. 4.17:** IdO-Gerät, das im knöchernen Teil des Gehörgangs getragen wird und deshalb nicht sichtbar ist (sogenanntes XP-Gerät)

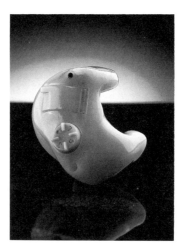

**Abb. 4.18:** Voll-Concha-Gerät

**Tabelle 8:** *Übersicht der Batterie-Typen für IdO-Geräte*

| Batterie-Typ | Abmessungen *in mm* Aufriß (von oben) | Seitenriß (seitlich) | Chemisches System | Mittlere Betriebs-spannung *in Volt (V)* | Maximale Kapazität *in mAh* |
|---|---|---|---|---|---|
| 13 | max. 7,9 | Höhe max. 5,4 | Quecksilber Zink – Luft | 1,2 V 1,24 V | 85–100 170–230 |
| 312 | max. 7,9 | Höhe max. 3,6 | Quecksilber Zink – Luft | 1,23 V 1,24 V | 45– 60 70–110 |
| 10 oder 230 | max. 5,9 | Höhe max. 3,6 | Zink – Luft | (keine Angaben) | 50– 60 |

Daten aus: Pasemann, K. «Hörgeräte-Batterien» in: Der Hörgeräte-Akustiker 22.1 (Jan. 1987): 52–58 und Angaben von Batterie-Herstellern.

## 4.3 Die Hörbrille und Sonderformen von Hörgeräten

Die Hörbrille ist eine selten verwendete Kombination von Brille und Hörgerät. Es gibt sie als Knochen- oder Luftleitungs-Hörgerät (vgl. 3.1.1). Luftleitungs-Hörbrillen sind in drei Formen auf dem Markt: als «klassische» Form, als HdO-Brille und in Sonderform als soge-nannte CROS-Hörbrille. Allgemeine Merkmale der Hörbrille sowie im einzelnen von klassischer, HdO- und Knochenleitungs-Hörbrille (Abb. 4.19) finden Sie in Tabelle 9 näher erläutert.

Die Kombination von Brille und Hörgerät ermöglicht es zwar, Hör-geräte unauffällig zu tragen, aber die Tragezeit des Hörgerätes ist an die der Brille gekoppelt. Dieser für Brillenträger wichtige Punkt ist mit ein Grund, warum diese Bauart nicht häufig anzutreffen ist. Sowohl die Sonderform des CROS als auch die Knochenleitungs-Hörbrille haben bei Vorliegen eines entsprechenden Hörfehlers wiederum so große Vorteile, daß manchmal selbst Normalsichtige nur deshalb eine Brille tragen.

CROS ist eine Sonderform der Hörgeräte-Versorgung. Der Name ist

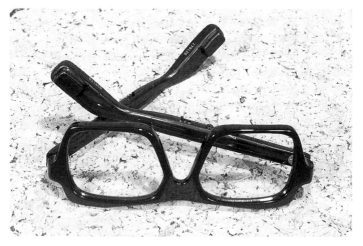

**Abb. 4.19:** Knochenleitungs-Hörbrille

**Tabelle 9:** *Übersicht der Hörbrillen (ohne CROS-Versionen)*

| | Klassische Hörbrille (Luftleitung) | HdO-Brille | Knochenleitungs-Hörbrille |
|---|---|---|---|
| allgemeine Merkmale der Hörbrille | Die Kombination von Brille und Hörgerät zu einer Seh- und Hörhilfe in einem ermöglicht das sehr unauffällige Tragen eines oder zweier Hörgeräte. Gleichzeitig führt es jedoch dazu, daß gutes Sehen und gutes Hören voneinander abhängig sind. Deshalb kann eine Hörbrille nur sinvoll sein, wenn Sie Ihre Brille ständig tragen | | |
| Aufbau | Das Hörgerät ist in einen verstärkten Brillenbügel komplett integriert. Anschluß ans Ohr mit individuellem Ohrpaßstück; Versorgung ein- oder beidohrig, auch in Draht-CROS möglich. | Eine Brille, bei der die Bügel etwa um die Länge eines HdO-Gerätes gekürzt sind und dieses mittels Brillen-Adapter fest anmontiert wird. Anschluß ans Ohr durch individuelles Ohrpaßstück, welches meist mit dem Adapter verbunden wird. Ein- oder beidohrig, auch als Draht-CROS möglich. | Das Hörgerät ist in einen verstärkten Brillenbügel komplett integriert. Anschluß ohne Ohrpaßstück mit kleinem Vibrator-Hörer im Bügel, der auf dem Knochen hinter dem Ohr aufliegt. Ein- oder beidohrig möglich. Anwendung nur bei reiner oder überwiegender Mittelohr-Schwerhörigkeit nach ärztlicher Verordnung. |
| Vorteile und Nachteile | Gegenüber der HdO-Brille veraltete Form, da höhere Reparatur-Anfälligkeit, geringe Typen- und Markenauswahl, erschwertes Ausprobieren, kein oder schwieriger Ersatz bei Reparatur, höhere Kosten. | Ersetzt weitgehend die klassische Hörbrille wegen erheblicher Vorteile in bezug auf Reparatur-Anfälligkeit und -Ersatz, Marken- und Typenauswahl, Ausprobieren, Audio-Anschluß usw. | Bei Versorgung über Knochenleitung für Erwachsene das Hörgerät der Wahl, da unauffällig, oft sehr leichte Gewöhnung und guter Ausgleich der Schwerhörigkeit; jedoch permanenter Auflagedruck des Vibrators auf den Knochen und bei viel Feuchtigkeit und Schweiß Reparaturanfälligkeit, schwieriger Ersatz bei Reparatur. Für Normalsichtige auch ohne korrigierendes Glas möglich. |

eine Abkürzung des englischen Fachbegriffs «*C*ontralateral *R*outing *O*f *S*ignals», was soviel wie «Herüberleiten eines Schallsignals auf die gegenüberliegende Kopfseite» bedeutet. Diese Sonderform verwenden Fachleute bei Schwerhörigen dann, wenn das schlechtere Ohr nicht versorgt werden kann. Hört und versteht nämlich ein Hörbehinderter auf einem Ohr sehr viel schlechter als auf dem anderen, besteht keine Möglichkeit, mit Hörgeräten ein stereophones, beidohriges Hören wiederzuerlangen. Trotzdem kann manchmal eine CROS-Versorgung helfen. Der Schall wird dabei von einem Mikrophon an der «schlechteren» Seite aufgenommen und per Draht oder Funk zum «besseren» Ohr übertragen. Bis zu einem gewissen Grad kann das besser hörende Ohr dadurch Schallereignisse von der anderen Seite mit auswerten, was einen scheinbaren Raumeffekt erzeugt. Der Erfolg ist nicht immer vorauszusagen.

Wie erwähnt, kann das «CROS» mittels eines feinen elektrischen Drahtes erfolgen, wobei der Spezialist von Draht-CROS spricht. Hierbei kann der Hörakustiker aber nur bei der CROS-*Hörbrille* den Draht so im Brillengestell verlegen, daß er von außen nicht sichtbar ist. Auch HdO- und selten IdO-Geräte gibt es als Draht-CROS, jedoch liegt das feine Kabel dann frei und kann möglicherweise im Haar versteckt werden. Bei HdO-Geräten ist außerdem Funk- oder drahtloses CROS möglich.

In bestimmten Fällen von Schwerhörigkeit kann der verstärkte Schall des CROS-Hörgerätes nur mittels individueller CROS-Halterung oder mit einem Schallschlauch in den Gehörgang geleitet werden, das heißt ohne Ohrpaßstück. Der Gehörgang bleibt dabei weitgehend offen, weshalb auch von einer Offenen Versorgung gesprochen wird. Eine solche Versorgung empfinden Hörgeräte-Träger häufig als sehr angenehm.

Eine weitere Sonderversorgung ist neben dem CROS auch der *Tinnitus-Masker*. Er sieht aus wie ein HdO-Gerät, hat jedoch vorrangig die Aufgabe, Patienten, die unter Ohrgeräuschen (lat.: Tinnitus) leiden, *lindernd* zu helfen. Kann der Ohrenarzt den Betroffenen nicht von einem Tinnitus befreien, ist Hilfe durch einen Tinnitus-Masker manchmal möglich. «Masker» ist hier als ein Gerät zu verstehen, welches das Ohrgeräusch verdecken soll. Es enthält einen Verstärker oder Geräusch-Erzeuger, der das Ohr beschallt, um von dem oft quälenden Ohrleiden abzulenken und den Tinnitus mit Schallereignissen von außen zu überdecken. Der Hörakustiker hat, je nach Art von Schwerhörigkeit und Ohrgeräusch, drei Geräte-Varianten zur Verfügung, die der Ohrenarzt vorschlägt:

– ein herkömmliches Hörgerät,
– ein Tinnitus-Instrument, das HdO-Gerät und Rausch-Generator kombiniert und
– den eigentlichen Tinnitus-Masker, der nur Rauschen erzeugt und mit Offener Versorgung auskommt (30).

Es ist jedoch leider nicht ganz ausgeschlossen, daß diese Geräte zum Verdecken des Tinnitus das Ohrleiden nicht lindern oder manchmal sogar noch verstärken. Der Ohrenarzt beurteilt die Situation und verordnet einen Tinnitus-Masker, sofern dieser Erfolg verspricht.

## 4.4 Das Taschengerät

Das Taschengerät zählt zu der einzigen Hörgeräte-Bauart, die der Schwerhörige nicht am Kopf, sondern am Körper trägt. Es besteht aus einem meist rechteckigen Geräte-Teil, das etwa so groß ist, daß es in die Brusttasche eines Hemdes paßt. Es kann auch mit einem Clip am Kleidungsstück befestigt oder in einer eigens angefertigten Stoff- oder Ledertasche untergebracht werden (s. Abb. 4.20, auch Anhang 9.2, Teil F). Am Geräte-Teil ist ein dünnes Hörkabel angeschlossen, das den im Ohr sitzenden Einsteck-Hörer (Lautsprecher) mit dem Geräte-Kästchen verbindet. Die Nase des Hörers ist im individuellen Ohrpaßstück verankert. Dieses stellt der Hörakustiker ähnlich her wie das bei HdO-Geräten, es heißt jedoch hier «Ohrmulde» und füllt die Höhlung der Ohrmuschel vollständig aus.
Das Taschengerät hat, besonders, was seine Akustik betrifft, so erhebliche Nachteile (s. Tabelle 10), daß es nach den Heil- und Hilfsmittel-Richtlinien (1) nur als **Sonderversorgung** in Frage kommt; zum Beispiel bei außerordentlich hoher Verstärkung oder Problemen in der Handhabung – obschon es auch hier ein HdO-Hörgeräte-System (Oticon E 34) gibt (s. Abb. 4.9, Kap. 4.1), welches das

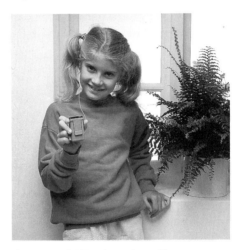

**Abb. 4.20:** Taschengerät mit Hörer im rechten Ohr

Taschengerät ersetzen könnte. Insofern ist neben CROS, Knochen-leitungs-Hörgeräten und Tinnitus-Masker auch das Taschengerät eine Hörgeräte-Sonderform.

Das Taschengerät versorgt das Gehör in der Regel nur einohrig. Bei gleichem Hörverlust auf beiden Ohren bietet sich zwar an, zwei Einsteck-Hörer mit sogenanntem Y-Kabel oder besser noch ein stereophones Taschengerät zu verwenden – an eine beidohrige Versorgung mit HdO-Geräten reicht diese Lösung allerdings trotzdem nicht heran, wenn diese stark genug sind.

Das Hörkabel eines Taschengerätes kann durch häufige Zug- und Drehbewegungen relativ rasch altern und verschleißen. Dadurch kann es zu Unterbrechungen, Störgeräuschen oder Ausfällen kommen. Sie sind leicht behoben, wenn das Hörkabel durch ein neues ersetzt wird. Es ist empfehlenswert, mindestens eines auf Vorrat zu haben und das alte Kabel beim Kauf eines neuen als Muster mitzubringen, weil es viele verschiedene Arten von Hörkabeln gibt (s. Abb. 4.21).

Seien Sie beim Umgang mit hochverstärkenden Taschengeräten be-

**Tabelle 10:** *Merkmale der Taschengeräte nach verschiedenen Kriterien*

| Akustik | Technische Ausstattung | Handhabung | Kosmetik |
|---|---|---|---|
| – von allen Bauformen ungünstigste, ohrferne Schallaufnahme<br>– zusätzliche Reibe- und Tragegeräusche durch Tragen auf und in der Kleidung<br>– beim Tragen in oder unter der Kleidung weitere Nachteile durch Dämpfung von Frequenzen (Tönen), die für das Sprachverstehen oft wichtig sind<br>– bei entsprechend langem Hörkabel Vorteil, Mikrophon direkt vor den Mund eines Sprechers halten zu können<br>– keine stereophone Versorgung wie bei Kopf-Hörgeräten möglich<br>– Auswahl und Probe anderer Marken ohne hohen Kosten- und Zeitaufwand problemlos möglich | – Versorgung einer sehr großen Bandbreite von leichter bis hochgradiger Schwerhörigkeit und Taubheit mit geringeren Kosten als bei Kopf-Hörgeräten<br>– höchstmögliche Ausgangsleistung bei geringerer Neigung zum Rückkopplungs-Pfeifen als bei Kopf-Hörgeräten<br>– durch entsprechende Wahl des Einsteck-Hörers unterschiedliche Stärke und Frequenz-Charakteristik eines Hörgerätes möglich<br>– als stereophones Taschengerät möglich<br>– mit Anschluß an Funk- oder Sprechanlagen möglich<br>– Mit «MT»-Position zum Teil auf die individuelle Hörsituation abstimmbar (s. Kap. 3.2.2)<br>– mit Störschall-Unterdrückung (einfacher Schalter außen) möglich | – im Gegensatz zu Kopf-Hörgeräten ohne Fernbedienung große, griffige und gut sichtbare Bedien-Elemente<br>– leichtes Wechseln der größeren Stab-Batterien<br>– auch bei schweren Behinderungen des Tastsinns und der Beweglichkeit (Motorik) möglich | – auffällige Trageweise durch Hörer im Ohrpaßstück (Ohrmulde), Hörkabel und relativ großen Geräteteil (Kästchen)<br>– Modell in schlanker Form möglich (ohne Kästchen-Form) |

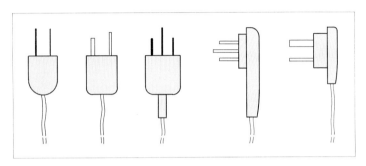

**Abb. 4.21:** Verschiedene Steckerarten der Hörkabel für Taschengeräte

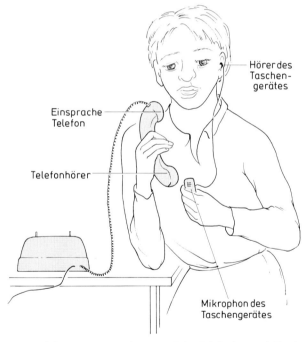

**Abb. 4.22:** *Telefonieren mit Taschengerät.* Beim Telefonieren mit Taschengerät den Telefon-Hörer umgedreht halten

sonders vorsichtig und stellen Sie, bevor Sie das Gerät einschalten, den Lautstärkeregler unbedingt zuerst auf die kleinste Position. Es kann Ihnen sonst passieren, daß Ihr Gehör aufgrund der großen Lautstärke geschädigt wird.

Die Abb. 4.22 zeigt Ihnen, wie ein Hörgeräte-Träger mit einem Taschengerät telefoniert.

In den Tabellen 11 und 12 sind zum Abschluß dieses Kapitels noch einige wichtige Merkmale von Hörgeräte-Bauarten sowie von allen Hörgeräte-Batterien zusammengestellt.

**Tabelle 11:** *Hörgeräte-Bauarten nach verschiedenen Merkmalen aufgelistet*

| Merkmale | | HdO-Gerät | IdO-Gerät Concha | IdO-Gerät GG | KL-HB | Hörbrille klass. LL-HB | Hörbrille HdO-Brille | Ta-schen-gerät |
|---|---|---|---|---|---|---|---|---|
| Ohrpaßstück | | x | (x) | (x) | | x | x | x |
| Abdruck vom Ohr | | x | x | x | | x | x | x |
| rechtes oder linkes Hörgerät ist mit der Gegenseite vertauschbar | ja | x | (x) | | | | x | (x) |
| | nein | | x | x | x | | | |
| | modellabhängig | | | | | x | | |
| Modell-Auswahl bei gleichzeitigem Vergleich verschiedener Hörgeräte-Marken | groß | x | | | | | x | x |
| | beschränkt | | (x) | (x) | x | x | | |
| Bauweise | relativ robust | x | | | | | | x |
| | empfindlich | | x | x | x | x | (x) | |
| ohrnahe Schallaufnahme | gut | | x | x | | | | |
| | zufriedenstellend | x | | | x | x | x | |
| | schlecht | | | | | | | x |
| Ersatz bei Reparaturen kurzfristig u. behelfsmäßig eventuell möglich | ja | x | | | x | x | x | x |
| | meist nein | | x | x | | | | |

| | | | | | | | |
|---|---|---|---|---|---|---|---|
| **Audio-Anschluß** (modellabhängig) möglich — ja | × | × | × | × | | | × |
| meist nein | | | | | × | × | |
| **Hörspule (T-Spule)** — in der Regel ja | × | × | × | × | × | × | × |
| in der Regel nein | | | | | × | | |
| **empfohlenes Batterie-System** (HgO = Quecksilber, ZL = Zink-Luft) | HgO, ZL | ZL HgO | ZL | HgO | ZL HgO | ZL HgO | Alkali Mangan |
| **Trageweise ist ... auffällig** — sehr wenig | × | | | × | × | × | |
| wenig | | × | | | | | |
| auffällig | | | × | | | | × |
| **CROS-Sonderform** — ja | × | (x) | (x) | × | × | × | |
| (modellabhängig) nein | | | | × | | | × |
| **Akku-Betrieb** (modellabhängig) möglich (nur bei Batterie-Typ 675) — ja | × | × | | | | | |
| nein | | | × | (x) | × | × | × |

*Abkürzungen:*
GG  Gehörgangs-Im-Ohr-Gerät
KL-HB  Knochenleitungs-Hörbrille
LL-HB  Luftleitungs-Hörbrille
(x)  selten oder ausnahmsweise

**Tabelle 12:** Übersicht aller Hörgeräte-Batterien und -Akkumulatoren

| Batterie-Typ (Größe) | Internat. Bezeich-nung (IEC-Nr.) | Anwendung | Chemisches System | maxim. Maße (in mm) 1. Ø 2. Höhe | Gewicht (in g) ca. | Nenn-span-nung (in Volt) | Kapazität[3] (in mAh) |
|---|---|---|---|---|---|---|---|
| Mignon | LR 6 | Taschengerät | Alkali-Mangan[1] | 14,5 50,5 | 23 | 1,5 | 2000 |
| | | Taschengerät | Nickel-Cadmium[2] | 14,5 50,3 | 24 | *1,24 | 500 |
| Lady | LR 1 | Taschengerät | Alkali-Mangan[1] | 12,0 30,2 | 10 | 1,5 | 500 |
| | | Taschengerät | Nickel-Cadmium[2] | 12,0 29,0 | 9 | *1,24 | 150 |

Stab-Rundzellen

| | | | | | | | |
|---|---|---|---|---|---|---|---|
| Knopfzellen | 675 | NR 44 | HdO-Gerät | Quecksilber[1] | 11,6 / 5,4 | 2,6 | 1,4 | 220–265 |
| | | PR 44 | HdO-Gerät | Zink-Luft[1] | 11,6 / 5,4 | 1,9 | 1,4 | 400–540 |
| | | | HdO-Gerät | Nickel-Cadmium[2] | 11,5 / 5,35 | 1,4 | *1,24 | 30 |
| | 13 | NR 48 | Mini-HdO/IdO-Gerät | Quecksilber[1] | 7,9 / 5,4 | 1,2 | 1,4 | 85–100 |
| | | PR 48 | Mini-HdO/IdO-Gerät | Zink-Luft[1] | 7,9 / 5,4 | 0,9 | 1,4 | 170–230 |
| | 312 | NR 41 | Mini-HdO/IdO-Gerät | Quecksilber[1] | 7,9 / 3,6 | 0,7 | 1,4 | 45–60 |
| | | PR 41 | Mini-HdO/IdO-Gerät | Zink-Luft[1] | 7,9 / 3,6 | 0,6 | 1,4 | 70–110 |
| | 230 oder 10 | PR 70 | IdO-Gerät | Zink-Luft[1] | 5,9 / 3,6 | 0,3 | 1,4 | 50– 60 |

\* mittlere Betriebsspannung
1 Batterie
2 Akku
3 maxim. Kapazität; unterschiedliche Zahlen geben den Maximalwert verschiedener Batterie-Hersteller an (Fa. Gould und Fa. Ray-O-Vac mit den besten Werten) Stand: 1990

# 5. Welche Zusatzgeräte bieten sich an?

Nun ist das Hörgerät schon ein Hilfsmittel – und Sie erwarten sicher mit Recht, daß es Ihre Schwerhörigkeit so gut wie möglich ausgleicht. Trotzdem und leider vermag auch heute modernste Technik nicht ohne weitere Hilfsmittel zum «Hilfsmittel Hörgerät» auszukommen (58). Das betrifft besonders Schwerhörige, die häufig Störgeräuschen oder nebenherlaufendem Gesprächsgemurmel ausgesetzt sind sowie hochgradig Hörbehinderte.

Gründe für die bis heute bestehenden Grenzen von Hörgeräten liegen in den erstaunlichen Fähigkeiten unseres Gehörs und in dem ständigen Bestreben, Hörgeräte möglichst klein und unauffällig zu bauen. Hinzu kommen unsere immer lauter werdende Umwelt, ein lange Zeit mangelndes Bewußtsein für den Wert gesunden Hörens und die traurige Tatsache, daß Geldmittel für die Hörforschung meist aus der Wehr- und Waffentechnik kommen (79).

**– Wichtig –**

Sollten Sie bisher nur einohrig versorgt sein, obwohl Sie auf beiden Ohren schwerhörig sind, empfiehlt es sich, zunächst die Frage eindeutig zu klären, ob Sie nicht zwei Hörgeräte tragen sollten. Oft kann nämlich ein einzelnes Hörgerät auch mit einem noch so guten Zusatzgerät eine beidohrige Versorgung mit Hörgeräten nicht ersetzen. Lesen Sie also eventuell in Kap. 3 den Abschnitt «Ein oder zwei Hörgeräte?» (S. 41).

## 5.1 Warum noch zusätzliche technische Hilfen zum Hörgerät?

Wir beschäftigen uns in diesem Kapitel mit dem Sinn und Zweck von zusätzlichen technischen Hilfsmitteln für Hörgeräte – den Zusatzgeräten. Sie erfahren zunächst die verschiedenen technischen Möglichkeiten eines Anschlusses, zum Beispiel an ein Fernseh-Gerät, sowie Vor- und Nachteile solcher Geräte. Wir stellen, orientiert am *praktischen* Gebrauch und nach *Anschluß-Möglichkeiten* geordnet, Zusatzgeräte vor; diese erleichtern das Telefonieren und Fernsehen sowie Gespräche in geräuschvoller Umgebung oft wesentlich.

In akustisch schwierigen Situationen kommen Hörgeräte an ihre Grenzen. Hierzu zählen: mehrere gleichzeitig laufende Gespräche, Lärm und sogenannte «Nebengeräusche» aller Art, hallige Räume und eine große Distanz zur Schallquelle. Sie sollten sich deshalb der Möglichkeit, neben Ihrem Hörgerät Zusatzgeräte zu verwenden, nicht verschließen.

*Zusatzgeräte an Hörgeräten bringen gewünschten Schall näher, überbrücken also Entfernungen und unterdrücken oder vermindern Störschall.* Sie bieten Ihnen so auch in schwierigen Hörsituationen, in denen das Hörgerät allein nicht mehr hilft, ein Mehr an Informationen und zusätzlichem Hörgenuß. Die Kosten hierfür können, je nach Anspruch, Qualität und Bedienungskomfort, unterschiedlich hoch sein, und sie werden in aller Regel nicht von der Gesetzlichen Krankenversicherung übernommen. Ausnahmen gibt es bei Blinden oder Kindern, wenn der Ohrenarzt bescheinigt, daß ein Zusatzgerät notwendig und zweckmäßig ist.

Die in diesem Kapitel behandelten Zusatzgeräte verwenden Sie *zusammen* mit den Hörgeräten. Dies hat den Vorteil, daß Sie die Schallquelle, angepaßt an Ihren individuellen Hörfehler und mit dem Klang, an den Sie gewöhnt sind, wahrnehmen (34). Es gibt neben diesen Zusatzgeräten eine große Anzahl weiterer Hilfen, die ohne Hörgeräte arbeiten und Schall ebenfalls verstärken oder ihn in optische oder fühlbare Reize verwandeln. Sie können sich hierzu in einem Hörgeräte-Fachgeschäft oder auch bei den im Anhang 9.2, Teil F genannten Adressen weiterinformieren.

## 5.2 Welche Anschlußwege gibt es für Zusatzgeräte?

Vor allem zwei **Anschlußwege** des Hörgerätes sind wichtig: zum einen der Anschluß über die Hörspule (s. Kap. 3.2.2), zum anderen der Audio-Anschluß über eine elektrische Steckverbindung. Bei diesem spricht der Spezialist auch von **galvanischem**, bei der Hörspule von **induktivem** Anschluß.

Vorteil der Hörspule ist, daß nahezu jedes Hörgerät damit ausgestattet ist – wenn Sie einmal von den besonders kleinen IdO-Geräten absehen. Der Audio-Anschluß ist dagegen bei HdO-Geräten noch nicht selbstverständlich, oft gibt es nicht einmal die Möglichkeit des Nachrüstens. Einige Hörgeräte-Typen der HdO-Bauart sind serienmäßig mit Audio-Anschluß ausgerüstet. Andere Hersteller bieten die Möglichkeit, den gleichen Geräte-Typ mit oder ohne Audio-Anschluß zu wählen.

---

**Rat**

Bevor Sie sich für einen bestimmten Hörgeräte-Typ entscheiden, sollten Sie den Hörakustiker nach Möglichkeiten für Zusatzgeräte fragen, die über einen Audio-Anschluß an das Hörgerät angekoppelt werden. Ob Sie einen derartigen Anschluß benötigen, hängt auch von Ihren Bedürfnissen ab; die Möglichkeit eines späteren Nachrüstens sollten Sie sich vielleicht offenhalten. Für schwerhörige Kinder *muß* ein Audio-Anschluß vorhanden sein, für schwerhörige Erwachsene ist der Audio-Anschluß unbedingt ratsam.

---

## 5.3 Wie funktionieren Zusatzgeräte mit Hörspule?

Elektrische Leiter und Spulen erzeugen ein Magnetfeld. Dieses kann durch das Magnetfeld eines zweiten elektrischen Leiters beeinfußt werden – der Spezialist spricht von **Induktion**. Im Hörgerät befindet sich eine Empfangs-Spule: die Hörspule. Sendet nun die Spule im **Zusatzgerät**, das zum Beispiel an den Fernseh-Apparat angeschlossen ist, Musik-Signale, und schneiden diese das Magnetfeld eines Hörgerätes, dann überträgt es den Fernsehton verstärkt – und zwar an Ihren Hörfehler angepaßt. Das Hörgerät empfängt somit anstatt über das normalerweise eingeschaltete Mikrophon den Fernsehton jetzt über das Zusatzgerät. Sie hören direkt ohne störende Nebengeräusche – vorausgesetzt, Sie haben die Hörgeräte in Schalter-Stellung «**T**» geschaltet.

### Wie hören Sie mit der Hörspule am besten?

Die Lautstärke des Hörgerätes, das heißt die induktive Übertragung, kann besser oder schlechter sein, je nachdem, wie gut der Kontakt des Zusatzgerätes zum Hörgerät ist. Wenn Sie das Zusatzgerät ein wenig gegen das Hörgerät in Ihrem Ohr bewegen, hören Sie, wie der Ton lauter oder leiser wird. Erst wenn Sie die optimale Position gefunden haben, empfiehlt es sich, die Lautstärke Ihres Hörgerätes mit dem Lautstärke-Steller Ihren Bedürfnissen entsprechend nachzustellen. Beachten Sie aber, wenn Sie das Hörgerät wieder auf die normale Stellung «Mikrophon» («M») zurückstellen, daß das Hörgerät jetzt zu laut eingestellt sein kann. Deshalb ist es dann ratsam, vor dem Umstellen auf «M» **zuerst** das Lautstärke-Rädchen wieder zurückzudrehen.

Vorteil der Übertragung mit Hörspule ist, daß fast alle Hörgeräte mit einer Hörspule ausgestattet sind. Außerdem besteht bei einer solchen induktiven Übertragung die Möglichkeit, drahtlos zu hören (s. S. 111 f.).

Nachteil der Hörspule im Vergleich zum Audio-Anschluß ist die größere *Störanfälligkeit* durch Einflüsse wie Starter von Leuchtstoffröhren oder Helligkeitsregler (Dimmer), die ein Brummen oder ähnliche Störungen verursachen können (124). Auch die Notwendigkeit, erst die optimale Position des Zusatzgerätes zum Hörgerät herauszufinden, ist nachteilig.

## 5.4 Wie funktionieren Zusatzgeräte mit Audio-Anschluß?

Mit dem einheitlichen Audio-Anschluß können Sie das Hörgerät an verschiedene Zusatzgeräte anschließen. Der Audio-Anschluß ist etwa vergleichbar mit einer Steckdose, an die Sie verschiedene elektrische Geräte anschließen können. Unterscheiden Sie im folgenden zwischen dem Hörgerät selbst, dem Audio-Anschluß und dem Audio-Schuh am Hörgerät sowie den eigentlichen Zusatzgeräten. Da sind zunächst die Zusatzgeräte, über deren Möglichkeiten Sie im einzelnen noch lesen werden. Zusatzgeräte können vor allem in folgende zwei Gruppen unterteilt werden:

1. Einzelne Eigenschaften des Hörgerätes selbst werden verbessert; zum Beispiel mit externer Induktions-Spule (besser telefonieren), externem Lautstärke-Steller oder Zusatz-Mikrophon.
2. Eine elektrische Verbindung zu verschiedenen Audio- oder Tonwiedergabe-Geräten wird hergestellt, und deren Signale werden weitergeleitet: zum Beispiel Fernsehgerät, Radio, Kassetten-Recorder und viele andere mehr.

Betrachten wir uns nun etwas genauer die «Steckdose» Audio-Schuh: Der sogenannte **Audio-Schuh** verbindet mittels elektrischem Kabel Zusatzgerät und Hörgerät miteinander. Da die Form jedes Hörgerätes nach Modell und Hersteller unterschiedlich ist, ermöglicht der Audio-Schuh den Anschluß des Hörgerätes an ein *beliebiges* Zusatzgerät. Dazu ist es in aller Regel notwendig, daß das Gerät, an das Sie Ihr Hörgerät anschließen wollen, zum Beispiel ein Fernseher, eine entsprechende elektrische Anschlußbuchse besitzt.

Zu jedem Hörgerät mit Audio-Anschluß gehört ein passender Audio-Schuh. Mit Audio-Anschluß und Audio-Schuh, die eine Art elektrisches «Zwischenstück» darstellen, besitzen Sie die Möglichkeit, das speziell auf Ihren Hörfehler eingestellte Hörgerät an einen genormten Stecker anzuschließen. Der Audio-Anschluß ist durch die IEC (International Electrotechnical Commission) international genormt (DIN IEC 118 T.6), und es gibt auch ein IEC-Symbol, das Sie in Abb. 5.1 sehen.

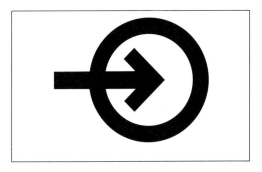

**Abb. 5.1:** Offizielles IEC-Symbol für Audio-Eingang

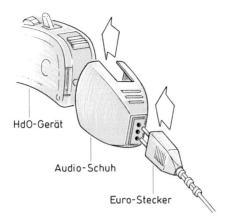

HdO-Gerät

Audio-Schuh

Euro-Stecker

**Abb. 5.2:** HdO-Gerät mit Audio-Schuh und Euro-Stecker. Der Audio-Schuh paßt jeweils für ein bestimmtes HdO-Gerät. An ihn erst kann der genormte Euro-Stecker gekoppelt werden

Abb. 5.2 zeigt Ihnen ein Hörgerät, das mit Kabel, Audio-Schuh und Audio-Anschluß ausgerüstet ist.

## 5.5 Welchen praktischen Nutzen haben Zusatzgeräte?

Im folgenden erhalten Sie einen Überblick über die Zusatzgeräte, die über das Hörgerät arbeiten. Sie sind hier nicht nur allein nach dem technischen Anschluß-Prinzip (akustisch, induktiv oder galvanisch) aufgeführt, sondern vor allem nach dem *praktischen* Nutzen. Dabei wollen wir die folgenden drei Bereiche unterscheiden:

1. Telefon
2. Fernsehen und andere Tonwiedergabe-Geräte und
3. besondere Hilfen für eine bessere Sprachverständigung.

Sie finden hier nur eine kleine Auswahl, welche lediglich die verschiedenen Möglichkeiten aufzeigen will. Auch wenn der Klarheit halber beispielhaft Fabrikate beim Namen genannt sind, können sich zahlreiche Zusatzgeräte anderer Hersteller auf dem Markt befinden.

### 5.5.1 Welche Zusatzgeräte gibt es zum Telefonieren?

Nicht selten ist es für Hörbehinderte schwer, zu telefonieren, da sie trotz Hörgeräten die Sprache nicht gut verstehen können. Auch die Hörspule hilft nicht immer und überträgt vielleicht zu leise oder undeutlich, besonders dann, wenn die Übertragungs-Qualität des Telefonats schlecht ist, oder die Stimme unbekannt ist.

Der Anschluß oder die Nutzung einiger Zusatzgeräte zum Telefonieren kann bestimmten Vorschriften unterliegen, zum Beispiel der Telekommunikations-Ordnung der Post. Sie können sich darüber bei der Post genauer informieren (vgl. Kap. 7.2.2).

Die folgenden Zusatzgeräte, die Sie beim Hörakustiker erhalten können, betrifft dies im allgemeinen jedoch nicht (s. auch Tabelle 13, S. 102).

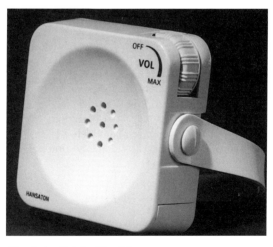

**Abb. 5.3:** Akustischer Telefon-Verstärker

## Der akustische Telefon-Verstärker

Der akustische Telefon-Verstärker (zum Beispiel «Televox» von Hansaton) verstärkt, wie der Name schon sagt, akustisch; das heißt, daß er mit und ohne Hörgerät verwendbar ist (s. Abb. 5.3). Ohne Hörgerät hält der Benutzer ihn an die Ohrmuschel; mit Hörgerät an die Stelle, wo die Einsprache, das Mikrophon, sitzt. Der akustische Telefon-Verstärker kann überallhin mitgenommen werden. Nachteilig kann sein, daß Sie den Verstärker bei jedem Telefon-Gespräch von neuem auf den Telefon-Hörer aufziehen müssen und nach dem Gespräch nicht vergessen dürfen, ihn auszuschalten.

---

**Rat**

Ein Fehler, den Hörgeräte-Träger beim Telefonieren sehr häufig machen, ist, daß sie den Hörer des Telefons falsch auf das Hörgerät halten. Achten Sie darauf, daß Sie den Telefon-Hörer nicht an die vom Ohrpaßstück verschlossene Ohrmuschel halten, sondern an die Mikrophon-Öffnung Ihres Hörgerätes.

---

## Der induktive Telefon-Verstärker

Dieser Verstärker (zum Beispiel «Teledapter» von Hansaton) arbeitet nur mit einem Hörgerät, das eine eingebaute Hörspule besitzt. Das auf «T» gestellte Hörgerät nimmt die Sprache des Telefons über den induktiven Telefon-Verstärker auf. Der induktive Verstärker ähnelt dem akustischen, ist jedoch im ganzen flacher. Ihn speist eine Hörgeräte-Batterie des Typs 675. Wegen der Gefahr der Selbstentladung sollten keine Zink-Luft-Zellen, sondern Quecksilber-Batterien benutzt werden.

Dieser Telefon-Verstärker besitzt kein Lautstärke-Rädchen; die Lautstärke müssen Sie am Hörgerät verstellen. In der Mitte dieses Zusatzgerätes befindet sich ein kleiner schwarzer Knopf, mit dem das Gerät durch Druck einzuschalten ist; ausschalten tut es sich automatisch.

## Der galvanische Telefon-Kuppler

Der galvanische Telefon-Kuppler (zum Beispiel «TC-1» von Phonak) muß mit einem Kabel an das Hörgerät angeschlossen werden – das Hörgerät benötigt deshalb einen Audio-Anschluß. Das 1 Meter lange Kabel verbindet Kuppler und Hörgerät miteinander. Der Kuppler (s. Abb. 5.4) benötigt **keine** Batterie und besitzt ein Lautstärke-Rädchen. Der Gebrauch dieses Zusatzgerätes allein zum Telefonieren lohnt sich nur, wenn Sie viel am Telefon sitzen und einerseits die Kabelverbindung Hörgerät–Kuppler und andererseits die Verbindung mittels Gummiband zwischen Kuppler und dem Telefonhörer

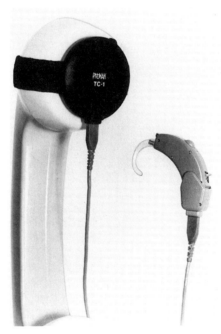

**Abb. 5.4:** Galvanischer Telefon-Kuppler

nicht oft unterbrechen müssen. Vorteil des Kupplers ist, daß er gegen Aufpreis mit einem anderen, 5 Meter langen Kabel auch für andere Zwecke verwendet (s. S. 116) werden kann.

### Die externe Induktions-Spule

Hörgeräte, die keine ausreichend starke Hörspule besitzen, aber mit einem Audio-Anschluß ausgerüstet sind, können mit der externen Induktions-Spule (zum Beispiel «H» von Phonak) versehen werden. (s. Abb. 5.11, S. 117). Sie ist im Prinzip nichts anderes als eine wesentlich vergrößerte und verstärkte Hörspule. Die externe Spule kann auch für Hörgeräte verwendet werden, die keine eigene Hörspule haben – vorausgesetzt, daß ein Audio-Anschluß vorhanden oder nachrüstbar ist. Ein elektrisches Kabel verbindet diese Spule mit dem Hörgerät. Beim Telefonieren legen Sie die Spule entweder unter das Telefon oder seitlich in der Weise, daß Sie die Sprache gut verstehen können. Die externe Induktions-Spule bietet sich auch sehr gut für Induktions-Anlagen (s. S. 111 f.) an, falls die Hörgeräte-Spule zu schwach ist oder ganz fehlt.

### 5.5.2  Welche Zusatzgeräte gibt es für das Fernsehen?

Zunächst sollte vielleicht geklärt werden, wann Fernseh-Zusatzgeräte sinnvoll sind und ob bzw. wie sie ans Fernsehen angeschlossen werden können.
Der überlaut dröhnende Fernseh-Apparat ist nicht selten für Ihre Nachbarn oder Angehörigen ein deutlicher Hinweis darauf, daß Sie nicht gut hören.
Sind Sie dann nach einigen Besuchen beim Hörakustiker stolzer Besitzer zweier Hörgeräte – und tragen diese auch –, ist für die Familie meist völlig unverständlich, warum Sie beim Fernsehen immer noch Hörprobleme haben.
«Wofür gibt es denn eigentlich Hörgeräte?» fragen Sie sich dann vielleicht.
Gründe sind die Grenzen der Technik (s. S. 92), die Gewöhnung (s. Kap. 6.1.1), sowie Ihr Hörfehler. Ihre größten «Feinde» beim Fernse-

**Tabelle 13:** *Telefon-Zusatzgeräte, die beim Hörakustiker erhältlich sind*

| Zusatzgerät | Form/Größe | Anschluß | zusätzl. Lautstärkeregler | Batterie | weitere Verwendung | Preiskategorie | Bemerkungen |
|---|---|---|---|---|---|---|---|
| akustischer Telefon-Verstärker | rund, etwa die Größe der Hörerkapsel des Telefons | einfach durch Aufsetzen auf den Hörer, Befestigung mit Gummiband | ja groß und gut tastbar | ja Stab-Batterie LR 1 | nein | I | Anschluß leicht, überall anschließbar, relativ preiswert, muß immer wieder abgenommen werden |
| induktiver Telefon-Verstärker | wie oben, jedoch deutlich flacher | wie oben | nein | ja Hörgerät-Batterie Typ 675 | nein | III | sehr handlich, klein, leichter Anschluß, automatische Abschaltung, nur mit Hörspule im Hörgerät |
| galvanischer Telefon-Kuppler | wie induktiver Telefonverstärker, jedoch mit Kabel | wie oben, jedoch mit Kabel, Stecker und Audio-Anschluß | ja klein, wie beim Hörgerät | nein | mit anderem, längerem Kabel als Tonabnehmer (z. B beim Fernsehen), Aufpreis 60–70 DM | III | nur Hörgerät mit Audio-Anschluß, Kabelanschluß erforderlich, praktische weitere Anwendungsmöglichkeit |

| externe Induktions-Spule | rechteckig, feuerzeug-groß, flach | einfach neben oder unter das Telefon legen, mit Kabel | nein | nein | bei Induktions-Anlagen als verstärkte Hörspule | II | nur Hörgerät mit Audio-Anschluß, Kabelanschluß erforderlich, für häufiges Telefonieren gut geeignet |
|---|---|---|---|---|---|---|---|
| Telefon-Schuh | Aufsatz am Hörgerät ähnlich wie bei Audio-Schuh | einfaches Aufstecken am Gerät | nein | nein | bei Induktions-Anlagen | II | nur Hörgerät mit Audio-Anschluß, ohne Kabel, einfach |

Preiskategorien (in DM): I = 50–100; II = 100–150; III = 150–200

hen sind Lärm und nebenher laufende Unterhaltungen, die es Ihnen unmöglich machen, sich auf den Fernsehton zu konzentrieren. **Hörgeräte aber allein nur zum Fernsehen anzuschaffen, wäre ein zu hoher Kostenaufwand** – dafür reichen wesentlich billigere, spezielle Kopfhörer oft aus. Sie sind beim Hörakustiker für etwa 150–250 DM zu haben. Die Kosten hierfür übernimmt allerdings keine Krankenkasse.

Im folgenden genannte Zusatzgeräte verwenden Sie nur zusammen mit Ihren Hörgeräten. Sie sind selbstverständlich nicht nur für das Fernsehgerät gedacht, sondern können mindestens ebensogut an andere Audio-Geräte, wie Radio, Tonband, Kassetten-Recorder oder sonstige Ton-Erzeuger angeschlossen werden. Auch Vortrag, Predigt oder Konferenz sind Anlässe, bei denen Zusatzgeräte zusammen mit den Hörgeräten eine große, ja unentbehrliche Hilfe sein können. Da das Fernsehgerät jedoch das weitaus gefragteste Audio-Gerät ist, sei es hier stellvertretend auch für andere Geräte oder Anlässe genannt. Welche Möglichkeiten des **Anschlusses** ans Fernsehgerät bestehen?

*Der elektrische (galvanische) Anschluß*
Der elektrische Anschluß des Zusatzgerätes mit einem Stecker am Fernsehgerät ist der direkte Weg. Das Fernsehgerät benötigt dafür eine entsprechende Buchse für Kopfhörer oder Zusatz-Lautsprecher, die in der Regel schon vorhanden ist. In der Fachsprache heißt es, daß der Anschluß **niederohmig** sein muß, weil sonst das Zusatzgerät entweder nicht richtig arbeitet oder sogar kaputt gehen kann.

---

**Rat:**

Bevor Sie sich für ein Zusatzgerät zum Fernsehen entscheiden, lassen Sie sich erst vom Hörakustiker beraten. Bringen Sie Bedienungs- oder technische Anleitungen des Fernsehers mit. Oft kann der Fachmann erst anhand der technischen Daten beurteilen, ob Ihr Apparat mit einem für Zusatzgeräte geeigneten Anschluß ausgestattet ist.

*Der akustische Anschluß*

Hat Ihr Fernseh-Apparat keinen galvanischen Anschluß für Zusatz-geräte, gibt es noch eine andere Möglichkeit, die allerdings kostspie-liger ist. Das Zusatzgerät hat hier ein **Mikrophon**, das direkt auf dem Lautsprecher Ihres Fernsehgerätes anzubringen ist. Es nimmt den Fernsehton auf und leitet ihn zu Ihren Hörgeräten (vergleiche auch Tabelle 14, S. 119–120).

Was tun, wenn der Anschluß nicht paßt?

Selbst wenn Ihr Hörakustiker feststellt, daß Ihr Fernsehgerät einen richtig ausgelegten Anschluß für Zusatzgeräte besitzt, kann es weite-re Hürden geben. Die Anschlüsse für Fernseher sind nämlich nicht alle gleich, sondern können die verschiedensten Formen haben. So paßt zum Beispiel der sogenannte Würfelstecker (5-polig) des Zu-satzgerätes nicht in die vielleicht zweipolige Buchse des Fernsehge-rätes. Für diese Fälle bietet der Fernseh- und Elektrohandel soge-nannte Kuppler oder Adapter an; das sind «Zwischenstücke», die das Problem des Anschlusses lösen – ein Beispiel verdeutlicht Abb. 5.5. Ihr Hörakustiker berät Sie gern über den richtigen An-

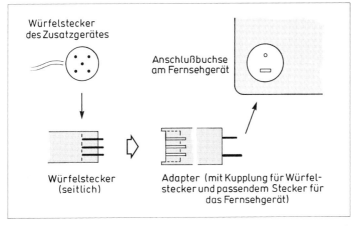

**Abb. 5.5:** Beispiel eines Adapters für Stecker und Anschlußbuchse des Fernseh-gerätes

schluß. In komplizierteren Fällen kann er das Zusatzgerät und den Anschluß für den Fernseher für Sie gebrauchsfertig machen.

---

**Rat**

Sollten Sie bereits ein Zusatzgerät besitzen und sich ein neues Fernsehgerät kaufen, testen Sie am besten schon vor dem Kauf im Fachgeschäft an Ort und Stelle, ob Ihr Zusatzgerät mit dem neuen Fernseh-Apparat auch richtig funktioniert. Verkäufer im Fernseh-Handel sind in der Regel mehr daran interessiert, einen Fernseh-Apparat zu verkaufen, als daran, «Kleinigkeiten» wie einen passenden Anschluß für Ihr Zusatzgerät zu bedenken. Ihre Zweifel werden dann leicht mit einem «Na, das klappt schon» beiseitegewischt.

---

Bei einigen Fernseh-Modellen gibt es eine spezielle Anschlußbuchse für Ihr Zusatzgerät: wie Abb. 5.6 zeigt, befinden sich beispielsweise bei dieser Lautsprecher-Buchse über und unter dem mittleren

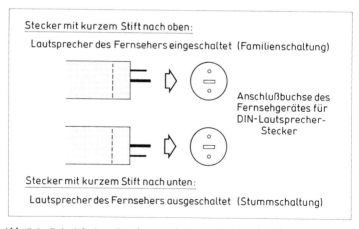

**Abb. 5.6:** Beispiel einer Familien- und Stummschaltung bei der DIN-Lautsprecher-Buchse

Schlitz zwei punktförmige Öffnungen. Sie können damit Ihren Lautsprecher-Stecker auf zwei Arten einstecken: zum einen schaltet sich der Lautsprecher des Fernsehers mit Einstecken der Buchse automatisch aus (Stumm-Schaltung), zum anderen bleibt er eingeschaltet, und Sie hören gleichzeitig über Ihr Zusatzgerät mit (Familien-Schaltung). Sie müssen den Stecker jeweils um 180 Grad drehen. Der Vorteil besteht darin, daß bei eingeschaltetem Fernseh-Lautsprecher auch Angehörige beim Fernsehen mithören können, während Sie bei abgeschaltetem Lautsprecher niemanden stören.

Andere Fernsehgeräte haben diese Wahl-Möglichkeit nicht; hier bleibt entweder der Lautsprecher an, oder er schaltet sich automatisch ab; in manchen Fällen können Sie Ihren Apparat vom Fernsehspezialisten Ihren Wünschen entsprechend ändern lassen.

Nun zurück zu unserer eingangs gestellten Frage: Welche Zusatzgeräte zum Fernsehen gibt es?

Am Ende dieses Abschnitts (S. 119) finden Sie zusammenfassend eine tabellarische Übersicht von Zusatzgeräten (Tabelle 14).

Wir unterscheiden draht*gebundene* oder draht*lose* Fernseh-Zusatzgeräte. Zu den drahtgebundenen Geräten zählen solche induktiver und galvanischer Art, zu den teureren drahtlosen diejenigen, die mit Infrarot-Licht, über Funk oder ebenfalls induktiv arbeiten.

Zunächst stellen wir die preiswerteren, technisch weniger aufwendigen induktiven Zusatzgeräte vor (Abb. 5.7).

### I. Die induktiven, drahtgebundenen Zusatzgeräte

Mit drahtgebundenen Zusatzgeräten sind hier Geräte gemeint, die mittels eines elektrischen Kabels Hörgerät und Fernseh-Apparat miteinander verbinden – Sie «hängen an einer Strippe».

### a) Induktions-Set für HdO- und Taschengerät

Für HdO-Geräte bietet der Hörakustiker kleine Induktions-Spulen an, die das Profil eines HdO-Gerätes haben, aber sonst sehr flach sind. Angeschlossen sind sie an ein mehrere Meter langes Kabel, dessen Stecker im Fernsehgerät eingesteckt ist. Dieses flache Plättchen hängen Sie sich zusätzlich zu Ihrem HdO-Gerät über das Ohr.

Guter Halt findet sich am besten, wenn Sie das Plättchen zwischen HdO-Gerät und Kopf legen (s. Abb. 5.7). Das HdO-Gerät stellen Sie auf «T» oder «MT» und regeln die Lautstärke nach. Das Kabel ist oft durch eine Steckverbindung mit dem Plättchen verbunden: Sie brauchen dann, wenn Sie vom Fernsehen aufstehen, nicht jedes Mal das Plättchen abzunehmen, sondern ziehen einfach den Stecker aus der Kupplung; außerdem ist es zugleich eine Reiß-Sicherung, falls Sie oder jemand anderes versehentlich auf das Kabel treten.

Die Induktions-Spule können Sie im Set kaufen. Es gibt sie auch für Hörgeräte-Träger, die auf beiden Ohren Hörgeräte tragen. In diesem Fall besteht ein Set aus zwei kurzen Kabeln mit jeweils einer Induktions-Spule für rechts und links. Auch wenn Ihr Fernseh-Apparat stereophon sein sollte, hören Sie in diesem Falle jedoch nicht «stereo», sondern nur gleiche Signale auf beiden Seiten (s. Abb. 5.8).

Vorteil der drahtgebundenen Induktions-Spule ist der relativ günsti-

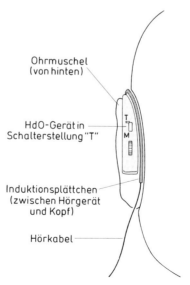

Ohrmuschel
(von hinten)

HdO-Gerät in
Schalterstellung "T"

Induktionsplättchen
(zwischen Hörgerät
und Kopf)

Hörkabel

**Abb. 5.7:** Trageweise einer Induktions-Spule für HdO-Geräte

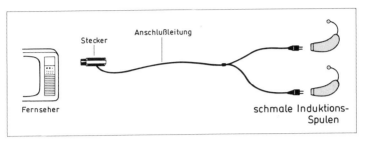

**Abb. 5.8:** Drahtgebundenes Induktions-Set für zwei HdO-Geräte

ge Preis. Nachteil ist die «lange Leine», an die Sie «gebunden» sind.

Für **Taschengeräte** gibt es ebenfalls eine drahtgebundene Induktions-Platte, die rechteckig ist. Das Gerät ist auf «T» oder «MT» zu stellen und das Zusatzgerät einfach neben das Taschengerät zu legen.

*b) Das Induktions-Kissen und der Induktions-Kragen*

Diese beiden Zusatzgeräte sind wesentlich größer als die beiden vorgenannten und bieten daher den Vorteil eines deutlich stärkeren elektro-magnetischen Feldes. Der Fernsehton ist dadurch lauter und eine optimale Übertragung nicht so abhängig von der richtigen Lage wie bei den oben beschriebenen Induktions-Spulen. Das Induktions-Kissen sollte auf der Schulter in direkter Kopf- und Halsnähe liegen, wo Sie das Hörgerät tragen. Der Induktions-Kragen ist um den Hals zu legen. Er bietet sich besonders bei beidohrig getragenen Hörgeräten an. Die Trageweise ist möglicherweise angenehmer als die der kleinen Spulen neben den Hörgeräten. Außerdem können diese beiden Zusatzgeräte bei *allen* Kopf-Hörgeräten verwendet werden, also auch für Hörbrille und IdO-Geräte, sofern diese über eine Hörspule verfügen.

## II. Die drahtlosen Zusatzgeräte

Drahtlosen Zusatzgeräten liegt der Wunsch zugrunde, nicht mehr an ein mehr oder minder langes elektrisches Verbindungskabel gebunden zu sein. Das heißt, Sie können sich unbeschwert im Raum bewegen, ohne daß ein Kabel Sie stört oder am Weitergehen hindert. Weiterhin brauchen Sie kein Kabel nach Gebrauch des Gerätes wieder aufzuwickeln und somit besteht nicht die Gefahr, daß Sie oder andere darüber stolpern oder die Leitung beschädigt wird oder reißt.

«Drahtlos» bedeutet **nicht**, wie viele Laien meinen, daß das Zusatzgerät ohne Draht mit dem Fernsehgerät verbunden ist – es muß, wie auch bei drahtgebundenen Geräten, elektrisch, also mit Buchse oder Stecker, verbunden werden. Eine Ausnahme sind besondere Zusatzgeräte, die mit einem Mikrophon ausgerüstet sind. Der elektrische Stecker ist dann praktisch durch ein Mikrophon ersetzt, das den Ton des Fernsehers direkt vom Lautsprecher abnimmt (akustischer Anschluß).

Was heißt eigentlich «drahtlos»?

Drahtlose Zusatzgeräte bestehen immer aus einem Sende-Teil und einem Empfangs-Teil: nur die Verbindung zwischen Sende- und Empfangs-Teil ist drahtlos – Sie können sich also frei bewegen. Es bestehen drei Möglichkeiten, drahtlos zu verbinden:

a) durch Induktion,
b) durch Infrarot-Licht und
c) per Funk (UKW – Frequenzmodulation).

Die **Vorteile** drahtloser Zusatzgeräte sind nicht nur Ihre größere **Bewegungsfreiheit**, sondern die Möglichkeit, den Hörgenuß nicht nur einem Hörgeräte-Träger, sondern vielen gleichzeitig darbieten zu können – wobei in der Regel ein Sende-Teil für mehrere Zuhörer genügt. Somit ist es bei vielen Hörbehinderten «im Dutzend billiger», weil für jeden Teilnehmer ein einziges Empfangs-Teil ausreicht. Die Kosten für den Hörbehinderten, wenn er Sender und Empfänger allein benutzt, sind allerdings um einiges höher als bei den drahtgebundenen Zusatzgeräten.

Vortragsräume, Theater und andere gesellschaftliche Zentren ermöglichen oft erst durch spezielle Verstärker-Anlagen schwerhörigen Menschen mit Hörgeräten die Teilnahme an Veranstaltungen, was mit Hörgeräten allein nicht möglich wäre. Diese Anlagen arbeiten in aller Regel *drahtlos*. Hier sind die Sender bereits vorhanden – den Empfänger erhalten Sie entweder extra, bringen ihn selbst mit oder – Sie haben ihn im Hörgerät: dann nämlich, wenn die Sende-Anlage induktiv, also über die Hörspule in Ihrem Hörgerät arbeitet.

*a) Die Induktions-Anlage*
Die Induktions-Anlage besteht aus einer Ringleitung, die einen Raum oder einen Teil des Raumes induktiv versorgt (s. Abb. 5.9). Die Fläche, die von der Ringleitung begrenzt wird, erhält über einen

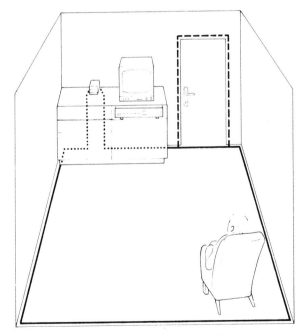

**Abb. 5.9:** Induktions-Anlage mit Ringschleifen-Verstärker

Ringschleifen-Verstärker ein elektro-magnetisches Streufeld. Sie können so den Ton oder die Sprache mit Ihrem auf «T» oder «MT» gestellten Hörgerät empfangen, wenn Sie sich innerhalb des Streufeldes befinden. Eine Induktions-Anlage in öffentlichen Gebäuden sollte immer deutlich gekennzeichnet sein.

Induktions-Anlagen gibt es nicht nur für sehr große Räume oder Säle, beispielsweise in Theatern, Kirchen oder Opern, sondern auch für den häuslichen Gebrauch. So bietet der Hörgeräte-Hersteller Oticon für Räume bis 40 qm einen kleinen Schleifen-Verstärker mit Ringleitung an, der vom Hörbehinderten selbst angeschlossen werden kann. Ein kleines Mikrophon direkt am Lautsprecher des Fernsehgerätes nimmt den Ton auf und leitet das Signal zu dem kleinen Verstärker, an den die Ringleitung angeschlossen ist. Diese kleine Induktions-Anlage nennt sich «minicon». Für größere Räume bis 100 qm bietet diese Firma die stärkere Version «maxicon» an. Noch größere Räume sollten vom Fachmann ausgestattet werden. Lassen Sie sich von Ihrem Hörakustiker beraten.

Der Vorteil von Induktions-Anlagen liegt darin, daß das Empfangs-Teil meistens nicht gekauft werden muß, sondern sich schon im Hörgerät befindet: nämlich die Hörspule. Die Kosten sind damit relativ gering.

*b) Infrarot-Zusatzgeräte*

Infrarot-Zusatzgeräte arbeiten mit Infrarot-Licht. Es ist ein für das menschliche Auge nicht sichtbares, ungefährliches Licht, das vom Sende-Teil eines Infrarot-Zusatzgerätes in den ganzen Raum ausstrahlt. Es trägt das Tonsignal, zum Beispiel den Fernsehton. Der Infrarot-Empfänger nimmt das Infrarot-Licht auf und empfängt damit den Fernsehton.

Der **Sender** eines Infrarot-Gerätes kann per Mikrophon (akustisch) oder Anschlußbuchse (galvanisch) an das Fernsehgerät angeschlossen werden. Er muß außerdem mit den 230 Volt des Haus-Stromnetzes versorgt werden. Ein Sende-Teil, wie zum Beispiel das der Firma Sennheiser, ist extrem flach und paßt im allgemeinen unter oder auf den Fernseh-Apparat.

Den **Empfänger** gibt es in verschieden großen Ausführungen. Für den Anschluß an ein HdO-Gerät bietet Sennheiser ein Empfangs-

Teil, das etwa so groß ist wie ein Taschengerät, aber leichter. Sie können es entweder mittels einer Klammer an der Kleidung befestigen oder an einer Schnur um den Hals tragen. Der Anschluß des Empfängers an die Hörgeräte kann entweder über die Hörspule oder

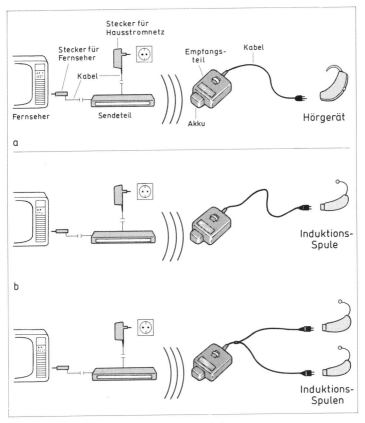

**Abb. 5.10a:** Infrarot-Hörset für *galvanischen* Anschluß an ein HdO-Gerät – Audio-Anschluß erforderlich

**Abb. 5.10b:** Infrarot-Hörset für *induktiven* Anschluß an ein oder zwei HdO-Geräte (nicht abgebildet) – Hörspule erforderlich

über den Audio-Anschluß möglich sein. Über Hörspule ist das Empfangs-Teil mit einem oder zwei kurzen Kabeln mit zwei Induktions-Plättchen am Ende für ein Ohr oder beide Ohren ausgerüstet (für ein Ohr s. Abb. 5.10a). Bei Hörgeräten mit Audio-Anschluß verbindet ein Kabel Infrarot-Gerät und Hörgerät mit Audio-Schuh miteinander (s. Abb. 5.10 b). Das Empfangs-Teil wird von einem Akku gespeist, der in der Haus-Steckdose wiederaufgeladen werden kann.

An Sender oder Empfänger von Infrarot-Zusatzgeräten können je nach Wunsch und Geldbörse verschiedene weitere **Zusätze** angeschlossen werden. So bieten sich für den Sender zum Beispiel Mikrophone an – etwa für Vorträge oder Lehrer bei einem Hör- und Sprachtraining für Kinder. Ist der Sender für größere Räume, kann er durch ein Zusatzteil verstärkt oder durch einen größeren Sender ersetzt werden. An den Empfänger kann außerdem zum Beispiel auch ein Kopfhörer angeschlossen werden. So bietet Sennheiser einen speziellen Kopfhörer an, der zusammen mit Hörgeräten getragen werden kann (z. B. Modell HD 450-S).

Infrarot-Zusatzgeräte haben eine sehr hohe Qualität und bieten angenehmen Hörgenuß und Tragekomfort. Sie sind für manchen Hörbehinderten ein nicht wegzudenkendes Zubehör. Störungen können kurzzeitig auftreten, wenn die Licht-Übertragung zwischen Sender und Empfänger, etwa durch eine vorbeigehende Person, unterbrochen wird – das Gerät rauscht dann. Direkte Sonnen-Einstrahlung stört die Übertragung ebenfalls.

Infrarot-Zusatzgeräte gibt es in verschiedenen Versionen mit Kopfhörer, Spulen usw.; der Hörakustiker bietet sie als Sets in unterschiedlichen Preislagen an. Außerdem ist jedes Gerät praktisch beliebig erweiterbar. Die Preise der verschiedenen Sets (mit Sender und Empfänger) liegen zwischen 250 und 450 DM.

### c) Funk-Anlagen für Hörbehinderte

Funk-Anlagen kosten zwischen 1500 und 4500 DM oder mehr, je nach Ausstattung und Bedarf. Sie allein zum Fernsehen zu gebrauchen, wäre übertrieben. Ihre vorrangige Aufgabe ist es, zusammen mit Hörgeräten die sprachliche Verständigung bei größeren Entfernungen und Störlärm, etwa durch nebenherlaufende Gespräche zum Beispiel in einer Schulklasse, zu ermöglichen. Solche Anlagen machen es zum Teil erst überhaupt möglich, daß hörbehinderte **Kinder, Schüler** und **Studenten** Sprache und Wissen in Kindergarten, Schule oder Universität erwerben können. Der Unterschied zum sogenannten Handmikrophon (s. S. 118) ist vor allem, daß der Hörbehinderte Sprechende auch über größere Entfernung versteht und diese sich nicht durch ein vorgehaltenes Mikrophon ablenken oder stören lassen müssen (75).

Diese Anlagen arbeiten frequenzmoduliert. Sie sind vielen vielleicht in ähnlicher Weise durch Fernseh-Sendungen bekannt, bei denen der Show-Master das Mikrophon einer solchen Anlage trägt, jedoch keine «lange Schnur» zu sehen ist (s. Abb. 5.11).

Die Übertragung ist bei Funk-Anlagen nicht wie bei einer Infrarot-Anlage durch Wände begrenzt, sondern hat eine hohe Reichweite, ohne daß Hindernisse sie stören. Die Reichweite solcher Anlagen für Hörbehinderte liegt zwischen 50 und 100 Meter (58). Umgekehrt ist es jedoch möglich, daß durch die Funk-Anlage Störungen des Fernsehbildes oder der Antennen-Anlage auftreten können, die ein Spezialist, zum Beispiel von der Post, jedoch überprüfen und beseitigen kann. Funk-Anlagen sind außerdem bei der Post *meldepflichtig* und müssen zugelassen sein. Nur für Hörgeschädigte beträgt die monatliche Gebühr zur Zeit 1 DM, für andere ist der Gebrauch erheblich teurer.

Wie funktioniert die Funk-Anlage für Hörbehinderte?

Ein Sprecher, etwa eine Vortragende, der Lehrer, die Mutter oder eine Logopädin hängt sich das Sende-Teil um den Hals. Am Sende-Teil befindet sich ein Mikrophon, das die Sprache in etwa 20 cm Entfernung aufnimmt und als Signal zum Empfänger funkt. Den Empfänger trägt der oder die Schwerhörige – ebenfalls um den Hals. Das Empfangs-Teil nimmt das gefunkte Signal auf, also beispielsweise Sprache, und bringt es über zwei Hörspulen zu den Hörgeräten des Trägers. Die Verbindung vom Empfangs-Teil zu den Hörgeräten ist noch störungsfreier über Kabel, die mittels **Audio-Anschluß** an die Hörgeräte angeschlossen werden können. Die Hörgeräte übertragen nun in hoher Qualität die Sprache der Sprechenden in einer Weise, die den individuellen Hörfehler berücksichtigt. In der Bundesrepublik bieten Sennheiser, Viennatone, Phonak und Oticon solche Funk-Anlagen an. Einige solcher Anlagen, wie sie zum Beispiel Sennheiser anbietet, dämpfen Geräusche, welche die Hörgeräte normalerweise laut übertragen, solange der Sprecher redet. In Sprechpausen dagegen geben sie die Umweltgeräusche und Unterhaltungen, zum Beispiel anderer Kinder, wieder ungedämpft weiter, so daß der Hörbehinderte akustisch mit seiner Umwelt verbunden bleibt (Überblend-Automatik).

Die **Kosten** einer Funk-Anlage mit nur einem Sender können bei einer entsprechenden Bescheinigung des Ohrenarztes von den Krankenkassen ganz oder teilweise übernommen werden. Berufstätige erhalten eventuell Kostenersatz durch das Arbeitsamt.

### III. Die galvanischen, drahtgebundenen Zusatzgeräte (Audio-Anschluß)

*Der Überblend-Regler*
Der Überblend-Regler von Phonak («Attenuator») ist ein zylinderförmiges, gut in der Hand liegendes Lautstärke-Rad, das einerseits über den Audio-Anschluß mit dem Hörgerät, andererseits mittels Kabel mit dem Fernsehgerät verbunden ist. Mit diesem Regler besteht für Schwerhörige die Möglichkeit, die Lautstärke des Fernsehgerätes und den Anteil an Umweltgeräuschen, den das Hörgeräte-Mikrophon aufnimmt, nach Bedarf einzustellen. So können Sie entweder den Fernsehton so weit aufdrehen, daß Sie kaum Geräusche aus Ihrer Umgebung hören, oder Sie drehen in die entgegengesetzte Richtung und hören vorwiegend das, was das Mikrophon des Hörgerätes aufnimmt, so zum Beispiel Gespräche um Sie herum. Sie können sich so, je nach Situation, in Gespräche, die neben dem Fernseher laufen, einschalten, diese aber auch abdämpfen und sich ungestört dem Fernsehton zuwenden.

*Der akustische Kuppler*
Der akustische Kuppler ist hier bereits als Zusatzgerät für das Telefon beschrieben worden (s. S. 100); Sie können ihn gegen Aufpreis mit einem 5 Meter langen Kabel ausstatten und als akustischen Kuppler auf den Fernseh-Lautsprecher heften. Er überträgt ihnen dann den Ton des Fernsehgerätes, ohne daß Sie eine besondere An-

schlußbuchse am Fernsehgerät benötigten, an die Sie Ihr Zusatzgerät sonst anschließen müßten (akustischer Anschluß).

*Das galvanische Verbindungskabel*
Das galvanische oder elektrische Verbindungskabel verbindet mit zwei passenden Steckern Audio-Schuh und Tonbandgerät, Kassetten-Recorder oder andere Ton-Wiedergabe-Geräte miteinander. Tabelle 14 (S. 119–120) gibt Ihnen einen Überblick über die genannten Zusatzgeräte.
Der Audio-Anschluß bietet jedoch die Möglichkeit, nicht nur drahtgebundene, sondern auch drahtlose Zusatzgeräte anzuschließen. Sie können viele der genannten drahtlosen Zusatzgeräte für das Fernsehen nicht nur mit der Hörspule des Hörgerätes, sondern auch mit dem Audio-Anschluß verbinden (s. S. 113 ff.).

### 5.5.3 Welche besonderen Hilfen bietet der Audio-Anschluß?

Mit dem Audio-Anschluß ist es möglich, bestimmte Bauteile des Hörgerätes durch ein Zusatzgerät zu ersetzen und es damit in seinen Eigenschaften zu verbessern. Gemeint sind hier neben der bereits genannten externen Induktions-Spule (s. S. 101) besonders das Mikrophon und das Lautstärke-Rädchen.

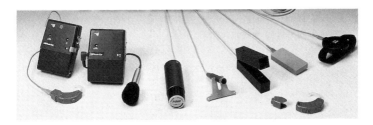

**Abb. 5.11:** Verschiedene Zusatzgeräte für Hörgeräte mit Audio-Anschluß (v. l. n. r. Funk-Anlage-Empfänger mit HdO-Gerät, Funk-Anlage-Sender mit Mikrophon, Überblend-Regler, Handmikrophon, Konferenz-Mikrophon, HdO-Gerät mit Telefon-Schuh, externe Induktions-Spule und galvanischer Telefon-Kuppler)

**Das Handmikrophon**

Das Handmikrophon, zum Beispiel «HM4-D» von Phonak, ist sehr leicht, etwa 10 cm groß und stabförmig (s. Abb. 5.11). Es ist mit einem 1,5 m langen Kabel über den Audio-Schuh an den Audio-Anschluß des Hörgerätes gekoppelt. Sein Vorzug ist, daß es klein und handlich ist. Es kann in kleiner Gesprächsrunde, etwa in der Familie, dem Sprecher dicht vor den Mund gehalten werden. Mit einem Schalter können Sie die Sprache, zum Beispiel bei lauten Umweltgeräuschen, deutlicher hervortreten lassen. So können Sie die Sprache trotz Störgeräuschen gut verstehen; außerdem wird der Sprecher angesichts eines hingehaltenen Mikrophons eher auf eine deutliche Aussprache achten als bei einem Hörgerät, das er nicht sehen kann. So empfiehlt sich dieses Zusatzgerät zum Beispiel auch für höhergradige Schwerhörigkeit, etwa, wenn Sie beruflich viel in Kontakt mit Menschen sind, so in einer Sprechstunde oder in einer Behörde. Das Handmikrophon ist auch mit zwei Kabeln für beidohrig getragene Hörgeräte lieferbar.

**Das Konferenz-Mikrophon**

Ein Tischmikrophon von Phonak (Typ «SDM») nimmt Schall besonders gerichtet auf (s. Abb. 5.11). Es besteht aus zwei Schenkeln, deren Winkel unterschiedlich einstellbar ist, je nach Abstand des oder der Sprechenden. Dieses Richtmikrophon dämpft Schall, der von der Seite eintrifft; es muß also zum jeweils Sprechenden gerichtet werden. Das Mikrophon benötigt eine separate Energie-Versorgung; es arbeitet mit einer Quecksilber-Batterie der Größe 675. Sein Vorteil ist die gute Richtwirkung, die zum Beispiel bei Konferenzen wichtig sein kann, wenn mehrere Menschen sich unterhalten. Es kann mit entsprechendem Kabel auch beidohrig getragene HdO-Geräte versorgen.

**Der externe Lautstärke-Steller**

Dieser Lautstärke-Steller von Phonak («Handy-Control») ist ein vergrößertes Lautstärke-Rädchen (s. Abb. 5.11). Er ist für Hörbehinderte gedacht, die zwar ein HdO-Gerät tragen, aber mit dem Einstellen der Lautstärke nicht zurechtkommen; so zum Beispiel Bettlägerige oder sonst in der Bewegung von Händen und Armen stark eingeschränkte Menschen. Ein 70 cm langes Kabel verbindet das HdO-Gerät über den Audio-Anschluß mit diesem Zusatzgerät.

**Tabelle 14:** *Übersicht von Zusatzgeräten, deren Anschluß und Preiskategorie*

| Zusatzgerät | Anschluß an das Hörgerät | | | Kopplung an Fernseher oder andere Audio-Geräte, an Sender usf. | Stromversorgung | Preiskategorie |
| | ak. | ind. | galv. | | | |
|---|---|---|---|---|---|---|
| akustischer Telefonverstärker | x | | | nur Auflagekontakt | B | 2 |
| induktiver Telefonverstärker | | x | | nur Auflagekontakt – Hörgerät in Position «T» | B | 4 |
| Telefon-Schuh (Phonak) | | | x | – | – | 3 |
| Telefon-Kuppler | | | x | Kabelstecker/Auflagekontakt | – | 4 |
| externe Induktionsspule | | | x | induktiv, nur Auflage | – | 3 |
| Induktionsspule für HdO-Gerät und Taschengerät | | x | | Kabelstecker | – | 2 |
| Induktionskissen | | x | | Kabelstecker | – | 2 |
| Induktionskragen | | x | | Kabelstecker | – | 3 |
| Induktionsanlage klein | | x | | Mikrophon oder Kabelstecker | H | 5/6 |

**Tabelle 14:** *(Fortsetzung)*

| Zusatzgerät | Anschluß an das Hörgerät ak. | ind. | galv. | Kopplung an Fernseher oder andere Audio-Geräte, an Sender usf. | Stromversorgung | Preiskategorie |
|---|---|---|---|---|---|---|
| Induktionsanlage groß | | x | | Mikrophon oder Kabelstecker | H | 8 |
| Infrarotanlage (drahtlos) | | x od x | | Kabelstecker, auch Mikrophon | H | 6 |
| UKW-Funkanlage | | x od x | | Mikrophon | H+A | 9/10 |
| Überblend-Regler | | | x | Kabelstecker | – | 4 |
| Telefon-Kuppler mit Zusatz für Fernsehen/ Radio usw. | | | x | Kabelstecker | – | 5 |
| Verbindungskabel | | | x | Kabelstecker | – | 1 |
| Handmikrophon | | | x | – | – | 5 |
| Konferenz-Mikrophon (Phonak) | | | x | – | B | 6 |
| externer Lautstärkesteller | | | x | – | – | 4 |

*Erläuterungen:*
*Anschluß an das Hörgerät:* ak. = akustisch; ind. = induktiv (nur bei Hörgerät mit Hörspule – in Schalterstellung «T»); galv. = galvanisch (nur bei Hörgerät mit Audio-Anschluß, Audio-Schuh erforderlich)
*Stromversorgung:* B = Batterie, H = Hausnetz, A = Akku

| *Preiskategorie:* | 1 = bis 50 | 4 = 150–200 | 7 = 500–1000 | 10 = über 2500 |
|---|---|---|---|---|
| *(in DM)* | 2 = 50–100 | 5 = 200–250 | 8 = 1000–1500 | |
| | 3 = 100–150 | 6 = 250–500 | 9 = 1500–2500 | |

# 6. Was kann das Hörgerät nicht?

Wenn Sie zuviel von Hörgeräten erwarten, könnten Sie enttäuscht werden. Dieses Kapitel will zum einen zeigen, was Hörgeräte nicht vermögen, zum anderen aber herausstellen, was Betroffene und auch Mitbetroffene selbst tun können, damit die Hörgeräte optimal genutzt werden.

Erste Voraussetzung gerade für Hörgeräte-Neulinge ist, daß Sie wissen, wie Sie Ihr Hörgerät richtig bedienen, daß Sie es möglichst regelmäßig tragen und sich darüber im klaren sind, daß Sie sich an Hörgeräte erst langsam gewöhnen müssen. Wenn Sie mit Ihrem Hörgerät unzufrieden sind, werden Sie es zu wenig oder gar nicht tragen. Im folgenden geht es um die Gründe dafür, warum Hörgeräte in der Schublade liegen und nicht getragen werden.

## 6.1 Warum gibt es «Schubladen-Geräte»?

Die Gründe sind vielgestaltig. Den Anteil der Hörgeräte mit einem solchen «Schicksal» wird von den verschiedenen Schwerhörigenverbänden, Hörakustikern und Krankenkassen recht unterschiedlich eingeschätzt. Auf alle Fälle sollte die Häufigkeit solcher «ungeliebten» Hörgeräte nicht unterschätzt werden. Im folgenden wollen wir aufzeigen, wo die Grenzen von Hörgeräten liegen, aber auch, gegen welche Mängel alle Beteiligten etwas tun können.

Ein Hörgerät bleibt immer eine Prothese, ein Hilfsmittel und künstlicher Ersatz, der zwar helfen kann, das Hörleiden des Betroffenen zu mildern – ein noch so hoher Aufwand an Technik aber kann unser gesundes Gehör nicht ersetzen.

Die Fortschritte der Hörgeräte-Technik sind groß – sie ermöglichen es vielen Schwerhörigen, an der Gesellschaft wieder teilzuhaben und wieder dazuzugehören.

Gründe, das Hörgerät abzulehnen, entstehen schon allein deshalb, weil das Hörgerät ein Fremdkörper im Ohr ist. Landen Hörgeräte in der Schublade, dann können die Ursachen an verschiedenen Stellen liegen:

1. bei dem oder der Schwerhörigen
2. im Hörgerät
3. bei Werbung, Beratung und Nachsorge

Bevor wir auf diese drei Punkte näher eingehen, nennen wir ein paar Gründe, die Betroffene oft dafür angeben, daß sie Ihre Hörgeräte nicht tragen (110):

— ich komme ohne Gerät prima zurecht
— das Hörgerät schadet meinem Ohr
— ich kann den Lärm nicht ertragen
— ich muß das Gerät immer wieder ablegen, beim Telefonieren, beim Sport, in Gesellschaft. . .
— es piept andauernd
— es juckt
— der Batterie-Wechsel ist lästig
— ich bin zu alt, der Aufwand lohnt nicht mehr für mich
— der Akustiker will nur Geschäfte machen

### 6.1.1 Welche Ursachen können beim Schwerhörigen liegen?

Schwerhörige setzen häufig zu hohe Erwartungen in Hörgeräte und meinen, sie könnten sich sofort an Hörgeräte gewöhnen und ab jetzt wieder alles verstehen. Das glauben in der Regel auch die Angehörigen.
Sehr oft sind Sie als Schwerhöriger nicht mehr gewohnt, ständig eine Fülle von Geräuschen zu hören, auszufiltern und zu verarbeiten. Sie hören plötzlich Geräusche wieder, die Sie sehr lange nicht mehr oder noch nie gehört haben. Natürliche Geräusche kennen Sie nicht mehr; sie wirken jetzt möglicherweise erschreckend.
Vielleicht wünschen Sie sich, zumindest anfangs, in Ihre Stille zurück. Schließlich können Sie sich durch den Lärm der Umwelt und die zunächst fremd klingende eigene Stimme verunsichert fühlen, sind enttäuscht und würden lieber alles beim alten lassen (82, 91). Dieser Zustand kann sich noch verschärfen, wenn Ihr Hörfehler auf beiden Seiten gleich ist, Sie aber statt zwei Hörgeräten nur eines tragen (s. S. 41 ff.).

Weitere Gründe, Ihre Hörgeräte nicht zu tragen, können Vorurteile und Klischees sein, auf die Sie in der Gesellschaft treffen. Viele Leute halten den «typischen» Schwerhörigen für mißtrauisch, wortkarg und unzugänglich (132). Oft versuchen Schwerhörige, ihre Hörbehinderung und den «Makel» von Hörgeräten zu kaschieren und zu überspielen. Manche befürchten auch, durch das sichtbare Tragen von Hörgeräten als alt und gebrechlich abgestempelt zu werden (28). Dies gilt besonders bei Schwerhörigen, die im Berufsleben stehen. Aber auch falscher Stolz und Eitelkeit sind nicht zu unterschätzende Gründe (103). Viele Hörgeräte liegen auch in der Schublade, weil sie nur auf ständiges Drängen von Angehörigen hin angeschafft wurden und nun nur getragen werden, wenn die Angehörigen da sind.

### 6.1.2 Welche Ursachen können in den Hörgeräten liegen?

Die Versorgung nur eines Ohres statt zweier Hörgeräte für beide Ohren ist nicht selten ein Hauptgrund, warum Hörgeräte in der Schublade landen. Weitere Ursachen können in der Art der Schwerhörigkeit liegen; manchmal bringen Hörgeräte nicht den gewünschten Erfolg. Das ist bei geringem Restgehör, bei zu geringer Schwerhörigkeit oder bei einem ungewöhnlichen Verlauf der Hörverlust-Kurve (Hörschwelle) möglich. Auch eine Fehlhörigkeit kann schwierig mit Hörgeräten zu versorgen sein. «Fehlhörige» Menschen hören oft bestimmte, meist die tiefen Tonbereiche völlig normal, hohe Töne (Frequenzen) jedoch nur sehr schlecht und nehmen daher Sprache verzerrt oder teilweise verstümmelt wahr. Fachleute sprechen neben Fehlhörigkeit auch von verminderter auditiver Selektionsfähigkeit (22) oder der Selektions-Komponente (126); dabei geht es um das Lauschen, Überhören und Herausfiltern von Sprache aus störenden Geräuschen (Cocktail-Party-Effekt) (46).

Ein schlechtes oder gestörtes Sprachverstehen in einer Gesellschaft oder bei Lärm muß nicht unbedingt mit einem meßbaren Hörverlust einhergehen! (23). Sie lesen richtig: es kann durchaus vorkommen, daß Ohrenarzt oder Hörgeräte-Akustiker keine Schwerhörigkeit feststellen, obwohl der Betroffene merkt, daß er, wenn Umgebungsgeräusche vorhanden sind, schlecht versteht. Die üblichen Hörtests reichen in diesem Fall nicht aus. Wichtig ist, daß solche Hörbehinderungen nicht damit abgetan werden, die Betroffenen hörten nur, was sie hören wollten. Hier sind den Möglichkeiten von Hörgeräten jedoch oft noch Grenzen gesetzt (s. auch Kap. 1.3).

Andere Gründe, warum Hörgeräte nicht getragen werden, können im Ohrpaßstück liegen (s. Kap. 3.4): So können sich – oft erst nach einiger Zeit – Allergien, eine besondere Druckempfindlichkeit der Haut oder Ekzeme einstellen. In diesen Fällen sollte unbedingt der Ohrenarzt konsultiert werden; auf solche Probleme kann in gewissen Grenzen durch die Wahl des Materials von Ohrpaßstücken Rücksicht genommen werden (s. Tabelle 3 in Kap. 3.4). Der Klang der eigenen Stimme, der durch Hörgeräte verfremdet oder zu laut erscheinen kann, ist oft mittels Zusatzbohrungen günstig zu beeinflussen; auch spezielle Schaltungen in Hörgeräten (z. B. ESD von Oticon) (123), können möglicherweise helfen. Ein Rückkopplungs-Pfeifen, das durch solche Zusatzbohrungen verfrüht eintreten kann, kann mit speziellen Anti-Feedback-Schaltungen vermieden werden.

### 6.1.3 Welche Ursachen können bei Werbung, Beratung und Nachsorge liegen?

Hörgeräte-Neulinge sollten vor allem in den ersten zwei Jahren regelmäßig Ohrenarzt und Hörakustiker aufsuchen. Oft geben Schwerhörige zu schnell auf, wenn sie mit ihren Hörgeräten nicht zurechtkommen oder warten, bis ihr Gehör noch schlechter ist. Eine Hörgeräte-Versorgung sollte jedoch möglichst zeitig beginnen (82). Aber auch Werbeslogans, die das gesunde Gehör mit Hörgeräten wieder voll erreichbar scheinen lassen, müssen für die Betroffenen zu großer Enttäuschung führen.

Auch die Werbung für «unsichtbare» oder getarnte Hörgeräte wird von vielen Schwerhörigen kritisiert (109). Denn durch ihr Hörleiden sind gerade Schwerhörige besonders aufgefordert, Farbe zu bekennen, aufmerksam zu machen und aktiv aufzuklären über etwas, was tatsächlich nicht sichtbar ist: ihre Schwerhörigkeit. Gaukelt ein unauffälliges Hörgerät nicht vielleicht die Möglichkeit vor, ohne Anstrengung wieder ein normales Gehör zu erlangen? Und verleitet es nicht weiterhin dazu, eine Richtung einzuschlagen, die das Problem nur verschärft: das Vertuschen der Hörbehinderung?

Normal Hörende wissen meist nicht, daß auch mit Hörgeräten eben kein normales Hören möglich ist. Die Probleme Schwerhöriger können durch die hohen Erwartungen zum Beispiel von Angehörigen zunehmen, wobei die Enttäuschung fast unausweichlich ist. Oft verschwindet das Gerät dann in der Schublade.

Die Nachsorge hat die wichtige Aufgabe, Sie nach dem Erwerb der neuen Geräte bei Schwierigkeiten nicht im Stich zu lassen; Fehler bei grundlegenden Dingen wie der richtigen Bedienung, regelmäßiger Reinigung oder der Energieversorgung durch Batterien oder Akkus verursachen oft unnötige Probleme. Wichtige Bestandteile der Nachsorge sind auch Hörtraining (s. Kap. 6.4), Hörtaktik (s. Kap. 6.6) und Informationen über Zusatzgeräte (45).

Zu allem ist aber eines erforderlich: der oder die Schwerhörige muß von sich aus die Kraft aufbringen, den Weg zum Ohrenarzt, ins Hörgeräte-Institut oder zu einem Schwerhörigen-Verein zu gehen.

## 6.2 Lassen Sie sich von den Vorurteilen anderer beeinflussen?

Zur Frage «Was kann das Hörgerät nicht?» gehört in entscheidendem Maße, wie Sie selbst zu Ihrer Hörbehinderung stehen, wie Sie sich einschätzen und sich in Gesellschaft verhalten. Erfolg, tatsächliche Hilfe und Erleichterung durch Hörgeräte hängen stark von Ihnen selbst ab.

Es besteht immer die Gefahr, einseitig zu sein und Vorurteilen Vorschub zu leisten, wenn von «dem Schwerhörigen» schlechthin die Rede ist, weil es **Die Schwerhörigkeit** nicht gibt (84). Auch Vergleiche unter Schwerhörigen über Erleichterungen oder Schwierigkeiten durch Hörgeräte führen leicht zu Fehlurteilen über Hörgeräte. So hängt es nicht nur von Dauer, Grad und Art der Schwerhörigkeit ab, wie zufrieden Sie mit Ihrem Hörgerät sind, sondern in großem Maße auch von Ihren Einstellungen, Gefühlen und Lebensumständen. Trotzdem seien hier mögliche Zusammenhänge angedeutet, die aber nicht in jedem Fall zutreffen müssen.

In der Gesellschaft geraten Sie als Schwerhöriger leicht in den Ruf des Dummen, der nichts begreift, dauernd nachfragt, falsch antwortet und die Zusammenhänge nicht erkennt. Der Grund dafür scheint zunächst offensichtlich: Leute, die nicht begreifen, sind, wie es in der Umgangssprache heißt, «doof». «Taub» und «doof» haben den gleichen Wortstamm (28). Im Niederländischen bedeutet das Wort «doove» taub. Daß die Schwerhörigkeit keine geistige, sondern eine körperlich-gesundheitliche Behinderung darstellt, ist nicht sichtbar. Vielmehr unterstellen viele Menschen Schwerhörigen ein «Nicht hören Wollen» (41). Bei Blinden, deren Behinderung jeder nachvollziehen kann, ist das anders – Hörbehinderte dagegen wecken eher die Spottlust, als Mitleid zu erregen (81). Um sich der Lächerlichkeit und dem Hohn anderer aber nicht preiszugeben, ist bei einem unsichtbaren Leiden wie der Schwerhörigkeit nichts naheliegender, als das Leiden zu verheimlichen.

Mit dem Verheimlichen des Hörleidens ist jedoch der erste Schritt getan, der zu Kontaktarmut und Einsamkeit führen kann. Der Freundeskreis wird vielleicht kleiner, bis er sich auf die Familie oder nahe Angehörige reduziert. Für die Familie selbst kann das lockere Plaudern mit dem Schwerhörigen zur Last werden. Der Schriftsteller Peter Rosegger erzählt:

«Nun begann ich auf allen Wegen den Menschen auszuweichen, besonders den Bekannten und Freunden. Von all dem Guten, was sie mir sagen wollten, verstand ich ja doch nichts, und auf meine Bemerkung, daß ich schwerhörig sei, lachten sie und schrieen mir Worte ins Gesicht wie einem Kretin, um in der nächsten Minute wieder zu flüstern und verblüffte Gesichter zu machen, wenn man unrichtige Antworten gab oder schwieg» (102).

## 6.3 Wie können Sie sich auch mit der Schwerhörigkeit als Teil der Gesellschaft verstehen?

Schwerhörige Menschen befinden sich in einem Teufelskreis: Verheimlichen sie ihr Leiden, droht Kontaktarmut, sie verlieren an Selbstwertgefühl (98) – sprechen sie über ihr Leiden, müssen sie

befürchten, nicht mehr als «normal», gesund und leistungsfähig angesehen zu werden und dadurch Nachteile zu haben.
Wie Sie sich und die Hörbehinderung aus einem anderen Blickwinkel sehen können, mögen die im folgenden beschriebenen zwei Schritte verdeutlichen (50), die aus diesem Teufelskreis herausführen können.

### Der erste Schritt

Mit Hilfe eines oder zweier Hörgeräte hören und verstehen Sie zwar besser, aber nicht normal. Darüber können und sollten Sie sich nicht hinwegsetzen.
Eine Schwerhörigkeit, besonders, wenn sie überraschend eintritt, kann eine tiefgreifende Veränderung in allen Lebensbereichen nach sich ziehen: im Familienleben, am Arbeitsplatz, in der Gesellschaft (120). Das Verhältnis zu Ihrer mitmenschlichen Umwelt kann damit grundsätzlich in Frage gestellt sein.
Versuchen Sie als Schwerhöriger, sich über diese Tatsachen hinwegzusetzen, geraten Sie in Gefahr, sich selbst und anderen etwas vorzumachen: so glauben andere, Sie seien normalhörend und erwarten ohne Rücksicht eine entsprechende Leistung von Ihnen. Das erzeugt Mißverständnisse und kann Sie trotz Ihrer Hörgeräte zunehmend in Schwierigkeiten bringen, wenn Sie sich das abfordern, was nur normal Hörende ohne Mühe leisten können.

### – Wichtig –

Schwerhörige sollten sich trotz ihres «unnormalen» Gehörs als normal ansehen und verstehen, ja ihr Normalsein erkennen, auffangen, ausbilden und vollenden (49).

Mit «Normalsein» ist gemeint, eigene Grenzen zu sehen und sich nicht zu überfordern, das heißt: die Hörschwäche anzunehmen.
Angesichts einer lärmenden Umwelt, skeptischer und verständnisloser Mitmenschen oder Vorgesetzter ist das leichter gesagt als getan.
Hinzu kommt für Sie der schmerzliche Vergleich mit Leistungen, die Sie früher ohne Schwerhörigkeit mühelos erzielen konnten. Trotzdem ist es besser, wenn Sie sich und Ihre Schwerhörigkeit anneh-

men, als wenn Sie sich zurückziehen und aufgeben. Denn damit erst berauben Sie sich als Schwerhörige Ihres Normalseins; erkennen Sie an, daß «Normalsein» bedeutet, mit «nicht normalen Gehör» normal zu sein. Das ist der erste Schritt.

### Der zweite Schritt

Der zweite Schritt ist das Bekennen zur Schwerhörigkeit (50). Mitmenschen müssen von der Hörschwäche wissen, um sich überhaupt darauf einstellen zu können. Geduld gehört ebenso dazu wie die Bereitschaft, Rückschläge hinzunehmen. Damit sich der Gesprächspartner auf Ihre Schwerhörigkeit einstellen kann, müssen Sie auf Ihr Hörleiden aufmerksam machen, da Außenstehende nichts davon wissen können. Erst dann können Sie auf Rücksicht zählen. Sie müssen Ihr Gegenüber also informieren. Eine Hilfe kann die «Hörtaktik» sein (s. Kap. 6.6); Hörbehinderte haben sie selbst entwickelt, um ihre alltäglichen Probleme besser meistern zu können (83). Bei allem müssen Sie sich jedoch im klaren sein, daß eine Hörbehinderung bei Betroffenen und Angehörigen eine Umstellung und das Beschreiten neuer Wege erfordert. Dies kann durchaus bedeuten, daß Sie in manchen Bereichen des Alltags getrennte Wege gehen, etwa beim Freundeskreis, zum anderen aber auch, daß Sie mehr aufeinander zugehen und den jeweils anderen in seinem oder ihrem «Anderssein» respektieren müssen (103, 120).

## 6.4 Was ist ein Hörtraining?

Ein Hörtraining baut auf dem vorhandenen Sprachbesitz und dem Besitz an akustischen Erinnerungen auf. Es zielt darauf ab, diesen Besitz an akustischen Signalen (Sprache, Musik, Geräusche) mit den Hörgeräten wieder neu erkennen zu lernen. Sie können sich diese brachliegenden Erinnerungen für den Kontakt mit Ihrer Umwelt wieder verfügbar machen (73).

Verwechseln Sie ein Übungsprogramm, wie es das 8. Kapitel darstellt, nicht mit einem Hörtraining. Sie können jedoch als Hörgeräte-Neuling Übungen des Hörtrainings, sofern vorgesehen, mit dem

Übungsprogramm verbinden. In skandinavischen Ländern ist ein Hörtraining für neue Hörgeräte-Träger Pflicht. Eventuelle anfängliche Schwierigkeiten können mit Spezialisten durchgesprochen und überwunden werden. Beim Hörtraining lernen Sie, auch mit schwierigeren Hörsituationen besser fertig zu werden.

Viele schwerhörige Menschen, die noch keine Hörgeräte haben, und ebenso Angehörige und Kontaktpersonen meinen, mit dem alleinigen Tragen der Hörgeräte sei es getan. Daß dem nicht so ist, liegt sicherlich nicht allein an der ungenügenden Technik. Die Hörgeräte-Technik ist sicher immer verbesserungsfähig – vielleicht wird es einmal ein Versteh-Gerät geben können. Aber kein Weg führt daran vorbei, daß Sie als Hörbehinderter etwas für sich tun und selbst aktiv werden. Sie können Ihre Situation oft entscheidend verbessern, wenn Sie «verlorenes Terrain» mit einem Hörtraining zurückerobern. Dazu bedarf es allerdings einiger Ausdauer und Konzentration.

Wichtige Aufgabe des Hörakustikers ist es, Sie mit Ihren neuen Hörgeräten nicht allein zu lassen und Ihnen bei den Problemen **nach** der Hörgeräte-Anpassung zu helfen, vorausgesetzt, Sie nutzen Ihre Hörgeräte auch und tragen sie regelmäßig. Wenn Sie an einem Hörtraining interessiert sind, wenden Sie sich an Ihren Hörakustiker.

### 6.4.1 Wann ist ein Hörtraining sinnvoll?

Hörgeräte verändern den Höreindruck von Sprache und Geräuschen wesentlich. Beim Hörtraining können Sie die verschiedenen Schallereignisse wieder richtig zuordnen und deuten lernen. Dies ist um so dringender und wichtiger, je länger Sie dem normalen Hören entwöhnt waren.

Inwieweit ein Hörtraining im Einzelfall sinnvoll sein kann, hängt von Art, Grad und Dauer der Schwerhörigkeit ab. Für Mittelohr-Schwerhörige oder nur geringgradig Schwerhörige ist es sicher weniger erforderlich als für Fehlhörige und Hörbehinderte, die dem guten Hören schon lang entwöhnt sind. Ein sehr entscheidender weiterer Punkt ist, wie sehr Sie selbst unter Ihrer Schwerhörigkeit leiden. Sie sollten wirklich einen Sinn in Ihren Mühen sehen. Für hochgradig Schwerhörige ist ein regelmäßiges Hörtraining sicher unerläßlich. Zusätzlich können hier Absehkurse, Sprachpflege und Sprechtherapie von qualifizierten Sprachpädagogen, wie Logopäden oder Schwerhörigenlehrern notwendig sein (74). Nähere Auskünfte und Adressen erhalten Sie beim Ohrenarzt, in den audiologischen und phoniatrischen Abteilungen von HNO-Kliniken sowie gegebenenfalls beim Deutschen Schwerhörigenbund oder bei Ihrem Hörakustiker (s. auch Anhang 9.2, Teil B).

Den Wert des Hörtrainings unterschätzen viele, selbst Fachleute. Der Erfolg, der auch für die zahlenden Krankenversicherungen von großem Interesse sein sollte, ist darin zu sehen, daß die Hörgeräte mehr getragen werden. In vielen Fällen kann das Sprachverstehen erheblich gebessert werden (117). Allerdings ist eine sichere Voraussage im Einzelfall nicht möglich (5). Vor allem für **ältere** Schwerhörige ist die Wiedereingliederung in die Gesellschaft ohne Hilfe anderer oft nicht zu bewältigen. Wie wichtig hier ein Hörtraining ist, verkennen Schwerhörige und Angehörige oftmals – die Betroffenen bleiben aber ohne dieses aktive Bemühen isoliert.

Das Sprachverstehen trotz störender Umweltgeräusche, wie es für den Alltag fast der Normalfall ist, kann mit einem Hörtraining deutlich verbessert werden. Gerade bei älteren Menschen sollte das Hörtraining zu einer Hörgeräte-Versorgung dazugehören (118).

### 6.4.2 Welche Formen des Hörtrainings gibt es?

Wir stellen im folgenden drei verschiedene Formen des Hörtrainings vor. Leider kann nicht jedes Hörgeräte-Fachgeschäft mit einem Hörtraining behilflich sein. Das Hörtraining nach *Alich* ist in einigen Instituten erhältlich – manchmal sogar kostenlos. Das Hörtraining nach *Bohr* und *Müller* führt der Hörakustiker nur im Fachgeschäft aus. Falls Sie nicht die Möglichkeit haben, eines dieser beiden Formen des Hörtrainings zu erhalten und auch keine Fachkraft zur Verfügung steht, kann Ihnen vielleicht die hier als dritte genannte Form mit entsprechender Anleitung und Beispielen weiterhelfen. Es handelt sich um das Hörtraining nach *Beckmann*.

### Das Hörtraining nach Alich

Das Hörtraining nach *Alich* (4) besteht aus einem Übungsheft und einer Musik-Kassette, die Sie mit einem Kassetten-Recorder abspielen können. Dieses Hörtraining bietet Ihnen die Möglichkeit, im Selbst-Unterricht zu üben, ohne daß Sie von anderen abhängig sind.

Das Begleitheft erläutert, wie Sie vorgehen können. Die Kassette stellt Hörbeispiele vor. Sie üben das Erkennen von Geräuschen oder Sprache und können sich anschließend selbst kontrollieren. Die Übungen sollten täglich mindestens 15 Minuten, aber nicht länger als ein bis zwei Stunden (mit Pausen) laufen. Das Training ist beendet, wenn alle Lektionen beherrscht werden.

Diese Form des Hörtrainings verlangt Selbstdisziplin für ein regelmäßiges Üben. Die Übungen bieten außerdem keine Gewähr dafür, daß die Hörgeräte auch richtig gehandhabt werden. Deshalb sollte ein enger Kontakt zum Hörakustiker bestehen, da falsche Bedienung zu Problemen führen kann. Ein Hörtraining sollte nicht begonnen werden, bevor die Hörgeräte sicher bedient werden können.

Dieses Hörtraining ist gut geeignet, wenn Sie an einer leichten oder mittleren Schwerhörigkeit leiden und sich nicht schwertun im Umgang mit technischen Geräten (Kassetten-Recorder, Hörgeräte), oder wenn Sie Angehörige haben, die Ihnen helfen können.

> ## Rat
>
> Besorgen Sie sich eine zweite Begleit-Broschüre und üben Sie die Laut-Übungen zusammen mit einem Angehörigen, wie es auf Seite 133 beschrieben ist. Der Vorteil gegenüber dem reinen Abhören der Kassette liegt darin, daß Sie so gleichzeitig das Vom-Mund-Absehen (s. Kap. 6.5) üben können.

### Das Hörtraining nach Bohr und Müller

Dieses Hörtraining führt der Hörakustiker mit Ihnen zusammen aus (15). Ein spezielles Gerät führt über Lautsprecher und per Dias auf einem kleinen Bildschirm gleichzeitig Bild und Ton vor. Zum Kennenlernen bietet Ihnen der Spezialist akustisch verschiedene Geräusche dar, deren Erzeugung Sie gleichzeitig auf einem Bild dargestellt sehen. Dabei kreuzen Sie auf einem Papier an, ob das Bild mit dem Gehörten übereinstimmt. Das eigentliche Training besteht aus Wörtern, die sich meist nur in einem einzigen entscheidenden Mitlaut unterscheiden; so zum Beispiel «Daumen» und «Gaumen». Das Dia unterstützt dabei bildlich das Verstehen und Heraushören geringer Unterschiede der Aussprache. Der Hörakustiker kann auf Ihre persönlichen Schwierigkeiten beim richtigen Einstellen des Hörgerätes und beim Sprachverstehen eingehen.

Das Hörtraining nach *Bohr* und *Müller* besteht aus insgesamt 6 Sitzungen, die etwa 20 Minuten dauern. Es kann aber nach Bedarf verlängert oder verkürzt werden. Dieses Training ist für einen großen Kreis von Hörgeräte-Trägern entwickelt worden und bietet den engen Kontakt und die direkte Hilfe des Hörakustikers. Die Autoren dieses Hörtrainings empfehlen, direkt nach der Neu-Anpassung von Hörgeräten mit dem Training zu beginnen, da besonders diese Zeit häufig problematisch ist.

### Das Hörtraining nach Beckmann

Das Hörtraining nach *Beckmann* (5) dient vor allem dem besseren Verstehen von Sprache. Ein Lehrer liest Ihnen Wörter oder Sätze vor, die Sie nachsprechen. Wichtig dabei ist, daß der Übungsraum ausreichend hell ist und Sie so die Lippen-Bewegungen des Sprechers gut sehen können. Diese Übungen können Sie auch mit einem Angehörigen üben, der allerdings sehr artikuliert sprechen sollte. Er oder sie darf Sie jedoch nicht überfordern; das Lerntempo bestimmen Sie. Sprechen Sie die Dauer der Übung zum Beispiel 20 Minuten, vorher ab.

Der Vorteil dieses Trainings ist, daß Sie auch das Absehen (s. Kap. 6.5) üben können, das im Alltag oft eine große Hilfe ist. Der Angehörige kann die Rolle des Lehrers einnehmen, so daß die Übungen in vertrauter Umgebung mit einer gut bekannten Stimme möglich sind. Das ersetzt allerdings nicht das Hörtraining mit einer geschulten Kraft. Gerade hochgradig Schwerhörige sollten nicht auf ein Hörtraining mit einer Fachkraft verzichten.

Alle Übungen des Hörtrainings nach *Beckmann* verlaufen wie folgt:

- Lehrer und Schwerhöriger haben eine übereinstimmende Liste von Wörtern. Der Lehrer liest die Wörter laut vor, während der Hörgeräte-Träger mitliest und zu seiner Kontrolle leise mitspricht. Die Wörter werden so mehrmals durchgegangen.
- Anschließend liest der Lehrer die gleichen Wörter vor, ohne daß der Schwerhörige mitlesen kann; er hört nur zu und verfolgt dabei die Lippen- und Gesichts-Bewegungen des Sprechers. Der Übende spricht die Wörter nach, bis er alle Wörter richtig verstanden hat.
- Danach schließt der Übende die Augen und spricht die Wörter nach, die gerade vorgelesen wurden. Ist der Schwerhörige sicher im Nachsprechen, verändert der Lehrer die Reihenfolge der Wörter willkürlich.

### Welche Testwörter sollen verwendet werden?

Zu Beginn sollten einfachere dreisilbige Wörter verwendet werden, welche die gleiche Silben-Betonung haben (siehe Beispiele in Tabelle 15). Das Training kann mit zweisilbigen Wörtern, wie in Tabelle 16 gezeigt, fortgesetzt werden. Weiterhin sind die Vokal-Übungen, wie in Tabelle 17, möglich; sie kann der Vorlesende auch abwandeln und statt des «b» zum Beispiel mit «p», «t», «d», «f», «s», «g», «k» oder «l» beginnen (5). Schwierig und sicher auch anstrengend sind Übungen, in denen der Hörende von einem Wort nur

**Rat**

Wenn Sie diese Lautunterscheidungs-Übungen machen: überfordern Sie sich nicht und üben Sie nur wenige Minuten – dafür aber öfter mal.

**Tabelle 15:** *Beispiele dreisilbiger Wörter für das Hörtraining*

| | | | |
|---|---|---|---|
| 1 | Notenheft | 11 | Abendrot |
| 2 | Möbelstoff | 12 | Wäschekorb |
| 3 | Tintenfaß | 13 | Lampenschirm |
| 4 | Scheuertuch | 14 | Besenstiel |
| 5 | Reiseziel | 15 | Diebesgut |
| 6 | Tannenbaum | 16 | Küchenschrank |
| 7 | Nebelhorn | 17 | Gartentür |
| 8 | Zuckerhut | 18 | Häuserblock |
| 9 | Sonnenschein | 19 | Fensterbank |
| 10 | Sägemehl | 20 | Pinselstrich |

**Tabelle 16:** *Beispiele zweisilbiger Wörter für das Hörtraining*

| | | | |
|---|---|---|---|
| 1 | Kirchturm | 11 | Nähgarn |
| 2 | Haustür | 12 | Ostwind |
| 3 | Felswand | 13 | Pumpwerk |
| 4 | Bettzeug | 14 | Richtfest |
| 5 | Armband | 15 | Salzfaß |
| 6 | Dachstuhl | 16 | Schreibtisch |
| 7 | Goldfisch | 17 | Tatort |
| 8 | Jagdhund | 18 | Uhrzeit |
| 9 | Laubbaum | 19 | Waldrand |
| 10 | Mahlzeit | 20 | Zollstock |

**Tabelle 17:** *Vokalübungen nach Beckmann*

| | |
|---|---|
| ba – bä | bi – bü |
| ba – be | bi – bu |
| ba – bö | bi – be |
| be – bä | bo – bu |
| be – bö | bo – ba |
| be – bo | bo – bä |

einen einzelnen Mitlaut (Konsonanten) unterscheiden soll (Laut-unterscheidungs-Übungen, Beispiele im Anhang, 9.1).

Bei den Übungen sollte berücksichtigt werden, daß folgende häufig vorkommenden Mitlaute nur *schlecht* durch **Mund-Absehen** unterscheidbar sind, da sie hinter den Zähnen gebildet werden: «L», «N», «R», «T», «D» und «S». Hier ist der Hörgeräte-Träger besonders auf das richtige Hören angewiesen. Sehr ähnlich sind auch «P», «B» und «M»: sie sind vom Mundbild her schlecht voneinander zu unterscheiden (3).

> **Rat**
>
> Erkundigen Sie sich bei Ihrem Hörakustiker, welche Buchstaben Sie beim Sprachtest häufig verwechseln: Danach können Sie gezielt entsprechende **Lautunterscheidungs-Übungen** (s. Anhang 9.1) auswählen.

Schwächen im Sprachverstehen bei zusätzlichen Hintergrund-Geräuschen können auch mit sogenannten Reimtests aufgedeckt werden (121). So erhalten Sie auf einer Liste vier mögliche Antworten und hören eine davon. Es ertönt zum Beispiel das Wort «Zinn», während die Liste «Zinn, Kinn, Sinn, hin» anbietet.

## 6.5 Was bedeutet «Vom-Mund-Absehen»?

Vom-Mund-Absehen nennen viele auch Lippen-Ablesen. Es bezeichnet die Fähigkeit, einem Sprecher die Worte vom Mund absehen zu können. Dieses Absehen ist eine meist unbewußte Reaktion auf Situationen, in denen Sie sich, zum Beispiel wegen Lärm oder durch eine Schwerhörigkeit, nicht allein auf die akustische Information verlassen können.

Zusammen mit den bruchstückhaften Wort-Anteilen, die Sie hören, und den Gesichts- und Mund-Bewegungen im Sprachrhythmus, die Sie sehen, können Sie das Gesagte besser verstehen. Sie kombinieren aus den Informationen über Auge und Ohr und dem zusätzlichen Erraten des Sinnzusammenhangs, was der Sprecher gesagt haben muß.

Gut trainierte Schwerhörige können mit dem Mund-Absehen Erstaunliches leisten und anhand des sich ständig verändernden Mundbildes verstehen, was gesprochen wird. Hörgeräte können selbst fast ertaubte Hörbehinderte und Gehörlose beim Mund-Absehen unterstützen, obwohl die akustische Information allein für sie ungenügend ist. Je schwerhöriger Sie sind, desto wichtiger ist für Sie das Hilfsmittel des Vom-Mund-Absehens – auch mit Hörgeräten. Dabei hilft es Ihnen sehr, wenn Ihre Gesprächspartner Ihnen mitteilen, um welches Thema es gerade geht. Die Mundbewegungen allein sind für das Sprachverstehen nämlich nicht ausreichend.

Die Möglichkeiten des Mund-Absehens werden von Hörenden allerdings ebenfalls oft überschätzt (87). So zeigt der amerikanische Spielfilm «Ihr sehr Ergebener...» (24), wie ein plötzlich ertaubter Pianist mit Hilfe des Mund-Absehens durch ein Fernglas hindurch das Gespräch zweier ihm nicht zugewandter Personen vor einem Hochhaus verfolgen kann. Das ist stark übertrieben. Ein geübter Gehörloser oder Ertaubter kann bei günstigen Licht- und Sichtverhältnissen und wenn er weiß, worüber gesprochen wird, etwa ein Drittel der Information über das Mund-Absehen aufnehmen (3).

Vor allem Menschen, die plötzlich schwerhörig geworden sind, beherrschen das Vom-Mund-Absehen oft nicht. Sie können es in speziellen Kursen erlernen. Auch viele ältere Menschen, denen es schwerfällt, den Sinn schlecht verstandener Worte zu kombinieren, sollten das Vom-Mund-Absehen üben.

Das Mund-Absehen führt zu gutem Erfolg, wenn Sie es zusammen mit dem Hörtraining üben (5). Grundlegende Voraussetzungen beim Mund-Absehen sind jedoch gute Lichtverhältnisse, ein ausreichendes Sehvermögen und ein günstiger Blickwinkel (Absehwinkel) zum Sprechenden (85), ohne die das beste Training nichts nutzt. Kann der Betroffene auf schlechte Sichtverhältnisse keinen Einfluß nehmen, ist ihm diese Hilfe genommen (116).

### Wo werden Absehkurse angeboten?

Kurse, bei denen Sie das Vom-Mund-Absehen erlernen können, sollten von geschulten Kräften geleitet werden. Ortsvereine des Deutschen Schwerhörigenbundes, Volkshochschulen und Schwerhörigenlehrer veranstalten solche Kurse, meist ein- bis zweimal wöchentlich. Einen 12- bis 16-tägigen Abseh- und Sprachpflege-Kurs bietet der Deutsche Paritätische Wohlfahrts-Verband (DPWV) in Frankfurt an. (Anschrift siehe Anhang 9.2, Nr. 16)

## 6.6 Mehr Erfolg mit «Hörtaktik»?

### 6.6.1 Was ist mit «Hörtaktik» gemeint?

Damit Sie mit Ihrem Hörgerät zufrieden sind und eine gute Hilfe an ihm haben, bedarf es ausgereifter, moderner Hörgeräte-Technik. Aber nicht nur die Schwerhörigkeit selbst ist von entscheidender Bedeutung, sondern ebenso die Lebenssituation, der Zeitpunkt der Hörgeräte-Versorgung, zusätzliche gesundheitliche Handikaps, die Vitalität und Ihre Einsicht in die Notwendigkeit der Hörgeräte.

Sie müssen lernen, mit Ihrer Behinderung zu leben, Ihren Weg finden und erkennen, womit und wie weit Sie Ihre Situation verbessern können – und worauf Sie unwiderruflich verzichten müssen. Öffentliche Hilfen, die Ihnen bei Ihren alltäglichen Problemen das Leben erleichtern oder Sie auf schwierige Situationen vorbereiten, stehen bei uns erst in sehr geringem Umfang zur Verfügung.

Besonders Dänemark hat jedoch bereits eine Vielzahl von Möglichkeiten des Unterrichts und der Beratung für erwachsene Hörbehinderte und ihre Angehörigen geschaffen, die für hiesige Verhältnisse vorbildlich sind. Unter dem Begriff **Hörtaktik**, der von Schwerhörigen geprägt wurde, werden Werkzeuge und Strategien zusammengefaßt, mit denen Sie Ihre Situation so weit wie möglich verbessern können. Auf diese Weise werden Sie **selbst** aktiv und empfangen nicht nur Hilfe, sondern verbessern Ihre Lage durch geschicktes und vorausschauendes Verhalten (40). Anhand der nächsten Punkte können Sie prüfen, wie weit Ihre Hörtaktik schon entwickelt ist.

### 6.6.2 Erkennen Sie Ihre Behinderung an?

Sie müssen nicht nur Ihre eigenen Grenzen erkennen, sondern auch mit Vorurteilen der Gesellschaft kämpfen. Damit Sie trotz des Hörfehlers ein zufriedeneres Leben führen können, ist es notwendig, daß Sie Ihre gegenwärtige Ausgangslage anerkennen.

Nachdem Sie Ihre Schwerhörigkeit bemerkt haben oder darauf aufmerksam gemacht wurden, bedeutet es oft eine große Überwindung, sich einzugestehen, daß Sie schwerhörig sind. Vielleicht waren auch für Sie Schwerhörige bisher immer die «Tauben», die nicht begreifen. So gibt ein hörbehinderter Betriebsleiter selbst offen zu: «Als ich noch normal hörte, hatte ich einige Mitarbeiter, die schwerhörig waren. Unsere Zusammenarbeit wurde deshalb beendet – auf meine Veranlassung hin» (120).

Schwerhörige fürchten oft den gesellschaftlichen Kontakt. Mit der Diagnose «schwerhörig» bricht eine Welt zusammen. Tatsächlich beginnt mit der Schwerhörigkeit nicht selten eine neue Phase in Ihrem Leben; der Übergang ist, wie alle einschneidenden Veränderungen im Leben, kritisch. Er bedeutet Abschied von Gewohntem und Verzicht auf Vertrautes, was Sie traurig stimmen kann. Aber wie jedes Ende auch ein Neubeginn ist, so sollten Sie sehen, daß Ihr Leben nun nicht ärmer werden muß, sondern auch zu Neuem herausfordert.

Betroffen von Ihrer Hörbehinderung sind auch Angehörige und vor allem Partner, die mit Ihnen zusammenleben. Auch sie müssen die kritische Situation erkennen und sich klar machen, daß durch Ihre Schwerhörigkeit einiges anders wird. Sie werden natürlich versuchen, Ihre Schwerhörigkeit so weit wie möglich auszugleichen. «[Der Schwerhörige] muß aber die Freiheit haben, behindert zu sein innerhalb der Grenzen und mit dem Reichtum, die sein Dasein ausmachen» (48).

### 6.6.3 Welche Alltags-Situationen sind zu unterscheiden?

Schwerhörige können durch ihr Verhalten die Lösung von Problemen, die mit der Hörbehinderung auftreten, erleichtern. Das Ziel dabei ist nicht nur, die einzelne Gesprächssituation zu verbessern, sondern auch, daß normal Hörende und Schwerhörige insgesamt leichter aufeinander zugehen können.

In verschiedenen Situationen des Alltags können Sie sich mit unterschiedlichen Methoden auf Schwierigkeiten einstellen.

### Am Arbeitsplatz

Viele Probleme entstehen hier im Gespräch mit Kollegen oder Vorgesetzten. Viele Schwerhörige befürchten, entlassen zu werden, wenn sie die erwartete Leistung nicht bringen oder dem Konkurrenzkampf und Zeitdruck nicht standhalten können. Durch diese Angst verunsichert, bemühen sie sich, noch mehr zu arbeiten. Dabei stellen sie sich unter einen enormen Leistungsdruck und überfordern sich ständig.

Gerade weil die Hörbehinderung nicht sichtbar ist, bietet es sich für gering- oder noch mittelgradig Schwerhörige an, den Hörfehler zu verschweigen. Kollegen und Vorgesetzte können dann die Hörschwierigkeiten nicht in Rechnung ziehen; gleichzeitig verschlechtert sich der gesundheitliche Zustand durch Überlastung und «Streß», und schon ist ein Teufelskreis entstanden. Irgendwann führt die dauernde Überlastung zu Krankheiten, oder es bleibt keine andere Wahl mehr, als die Schwerhörigkeit einzugestehen. Dann ist oft schon viel «Porzellan zerschlagen», und eine Entlassung kann tatsächlich die Folge sein.

Hörtaktik bedeutet, daß Sie klare Verhältnisse schaffen und sagen, daß Sie schwerhörig sind. Oft ist das leichter gesagt als getan – bedenken Sie jedoch, daß ein Verschweigen Ihrer Schwerhörigkeit früher oder später auf Kosten der Gesundheit geht und Sie vielleicht gerade durch das Verschweigen Ihren Arbeitsplatz gefährden.

Leider ist es nicht damit getan, daß Sie sich zu Ihrer Schwerhörigkeit bekennen; denn kein normal Hörender kann sich wirklich in die Situation schwerhöriger Menschen hineinversetzen. Leises Reden, oft über die Köpfe hinweg, Sprechen aus größerer Entfernung und fehlender Sichtkontakt bedeuten oft das «Aus» für Ihr Verstehenkönnen – der normal Hörende weiß es nicht. Er hört, daß Sie schwerhörig sind, und vergißt es oft gleich wieder. In begrenztem Umfang müssen Sie sich Ihre Mitmenschen regelrecht «erziehen». Sicher ist das nicht leicht, besonders, wenn es sich dabei um Ihren Vorgesetzten handelt.

Daß es doch gehen kann, beschreibt ein Betroffener: «Ich habe den Eindruck, daß meine Kollegen meine Behinderung akzeptieren und darauf Rücksicht nehmen, wenn ich etwas leiste, nett und freundlich bin und versuche, mir Freunde zu schaffen» (120).

Die Kunst der Hörtaktik besteht wohl auch in dem Feingefühl dafür, wie der Schwerhörige sich seinem Mitmenschen gegenüber ausdrückt, ob er sich freundlich und leistungsbereit zeigt. Am Arbeitsplatz hängt die «richtige» Hörtaktik sicher auch von der Position und der Art der Tätigkeit ab. So bedeutet das Arbeiten mit einer Schulklasse als schwerhöriger Lehrer unter normal hörenden Schülern sicher etwas anderes, als ein selbständiges handwerkliches Arbeiten, das eines guten Gehörs weniger bedarf.

### Im privaten und familiären Kreis

Im Vergleich zum Arbeitsplatz werden Sie daheim im allgemeinen auf größeres Verständnis stoßen. Größer ist allerdings auch die Bandbreite und Vielschichtigkeit dessen, was mitgeteilt wird. Die Sprache bietet sehr nuancierte Möglichkeiten, Inhalt, Gefühle und Stimmungen zu äußern. Absicht und Gesagtes können in Widerspruch zueinander stehen. Ein mißmutiges, ironisches oder bestimmendes «Ja» klingt jedesmal völlig anders und hat auch unterschiedliche Bedeutung (75, 120).

Manchmal haben Partner oder Partnerinnen nicht die Kraft, sich einzufühlen und auf die Hörbehinderung Rücksicht zu nehmen. Für Angehörige kann das Zusammenleben mit einem Schwerhörigen oft eine Gratwanderung zwischen Überforderung oder Bevormundung sein, weil es keine klare Grenze dafür gibt, was der Betroffene leisten kann und wann er der Hilfe bedarf (100). Für beide Teile ist es nicht leicht, dies herauszufinden. Das jeweilige «andere» Hören des Partners sollten beide gegenseitig respektieren und annehmen. Dazu gehört auch, daß Sie sich nicht unnötig Gesprächssituationen unter erschwerten Bedingungen aussetzen, vielleicht auf gesellige Treffen und Essen im großen Kreis verzichten und sich lieber mit einzelnen Angehörigen unterhalten. Hier sollten sich Angehörige und Betroffene auch gegenseitig zeigen können, was sie wollen, ohne zu sehr «Rücksicht» zu nehmen. Sie müssen zum Beispiel ebensowenig mit in ein Konzert gehen, das Sie aufgrund Ihrer Schwerhörigkeit nicht genießen können, wie Ihre Angehörigen ein schlechtes Gewissen haben müssen, wenn Sie sich den Genuß nicht «Ihretwegen» verkneifen, und ohne Sie gehen. Hier ist Offenheit meist für alle Beteiligten eine große Erleichterung.

Kleinigkeiten können zu Mißverständnissen führen: so etwa, wenn Ihr Partner eine völlig belanglose Bemerkung dahinsagt und diese nicht für wiederholenswert erachtet. Sie haben nichts verstanden und fühlen sich vielleicht hintergangen, beziehen die Bemerkung auf sich und werden mißtrauisch.

Vor ein unlösbares Problem können Sie dagegen einen Angehörigen bringen, wenn Sie ihn etwas fragen, während er einer Tätigkeit nachgeht und sich Ihnen dabei nicht zuwenden kann. Ähnlich ist es mit dem hochgradigen Schwerhörigen, der zum Hörakustiker geht, ihm seine Hörgeräte auf den Tisch legt und gleichzeitig eine Frage stellt, deren Beantwortung er ohne Hörgeräte nicht verstehen kann.

### Im öffentlichen Leben

Während in Familie und Arbeitswelt die Möglichkeit besteht, auf die Hörbehinderung hinzuweisen und eine günstigere Hörsituation herbeizuführen, ist das im öffentlichen Leben oftmals nicht machbar. Hilfreich kann hier ein Kärtchen sein, wie es zum Beispiel die Arbeitsgemeinschaft der Evangelischen Schwerhörigen-Seelsorge herausgibt (s. Anhang 9.2, Teil D):

Ich bin hörbehindert.
Bitte helfen Sie mir beim Hören.
Sprechen Sie deutlich, langsam und nicht übermäßig laut.
Sehen Sie mich beim Sprechen an.
Ich danke für Ihr Verständnis.

Auch ein kleiner Block mit Bleistift kann in lärmigen oder sonst schwierigen Situationen, in denen die Hörgeräte nicht helfen, Nutzen bringen.

**Im Hotel** besteht die Gefahr, daß Sie zum Beispiel einen Feueralarm überhören. Machen Sie das Hotel-Personal auf Ihre Schwerhörigkeit aufmerksam; dann wird es im Gefahrenfall das Zimmer mit Zweitschlüssel öffnen, sofern der Zimmerschlüssel von innen abgezogen ist, und Sie informieren (120).

**Beim Arzt**, im Krankenhaus oder auch sonstigen Fällen, bei denen Ihr Name aufgerufen wird, empfiehlt es sich, eine Begleitperson mitzunehmen oder, falls möglich, jemanden vom Personal vorher über die Hörbehinderung zu informieren.

Im **Konzert,** in **Kirche** oder **Konferenz** und sonstigen zeitlich gebundenen Veranstaltungen empfiehlt es sich immer einige Zeit vor Beginn zu kommen und sich raumakustisch günstige Plätze zu sichern; das heißt, in der Nähe eines Lautsprechers oder in den vorderen Reihen. Manchmal ist der Veranstaltungsraum auch mit einer Induktions- oder Infrarot-Anlage (s. S. 111 ff.) ausgestattet. Informieren Sie sich über die Art der Anlage und fragen Sie nach, ob sie auch in Betrieb ist.

## 6.7 Welche öffentlichen Einrichtungen helfen Schwerhörigen?

Fachleute sprechen von einer Rehabilitation Hörbehinderter, wenn sie in Gesellschaft, Familie und Berufsleben wiedereingegliedert sind. In diesem Rahmen haben Schwerhörige die Möglichkeit, öffentliche Einrichtungen zu beanspruchen.

Bedauerlicherweise ist die Zahl der Einrichtungen für erwachsene Schwerhörige sehr gering. So gibt es im deutschsprachigen Raum nur eine einzige Volkshochschule für Hörbehinderte in Wien. Es bleibt zu hoffen, daß sich die Rehabilitations-Einrichtungen angesichts der großen Zahl schwerhöriger Menschen kräftig vermehren. Im folgenden stellen wir zwei Einrichtungen vor, die ihre Aufgabe darin sehen, Hörbehinderten Hilfen an die Hand zu geben, mit denen diese ihre Probleme besser meistern können.

## 6.7.1 Die Rendsburger Rehabilitation

Die Rendsburger Rehabilitation für Ertaubte und Schwerhörige richtet sich hauptsächlich an Erwachsene, die ihr Hörvermögen ganz oder zu einem erheblichen Teil eingebüßt haben. Aber auch mittelgradig Schwerhörige können an den Rehabilitations-Maßnahmen teilnehmen.

Die Begriffe «ertaubt» und «gehörlos» werden oft verwechselt. «Gehörlose» sind von Geburt an stark hörgeschädigt und haben die Lautsprache nicht über das Gehör erlernt. In der Erziehung hörgeschädigter **Kinder** sind die Begriffe, «gehörlos» und «schwerhörig», keineswegs eindeutig gegeneinander abgegrenzt. Erwachsene Gehörlose verständigen sich vorwiegend mit der Gebärdensprache. «Ertaubte» hingegen haben ihre Muttersprache über das Gehör erlernt. Für sie ist der Verlust des Gehörs seelisch besonders belastend, da sie mit früheren Hörleistungen vergleichen können.

Die Rendsburger Rehabilitation will vorwiegend Berufstätigen helfen, aber auch anderen Betroffenen, wie Hausfrauen, Studenten, Rentnern und Schülern. Das Fach «Hörtaktik» stellt ein Kernfach dar, wobei an praktischen Beispielen gelernt und geübt wird. Tabelle 18 gibt eine Übersicht der Unterrichts-Fächer in der Rendsburger Rehabilitation.

**Tabelle 18:** *Unterrichtsfächer der Rendsburger Rehabilitation für Ertaubte und Schwerhörige*

- Verständigung (Hörtaktik)
- Absehen (Mundabsehen)
- Hörtraining und Einsatzmöglichkeiten zusätzlicher technischer Hilfen zum Hörgerät
- Nonverbale Kommunikation, Körpersprache und manuelle Zeichensysteme
- Rhythmik/Sprech- und Sprachpflege
- Umgang mit technischen Hilfen für Hörbehinderte
- Einführung in das Sozial- und Behindertenrecht
- Gruppen- und Einzelgespräche

**Angehörigen** und engen Freunden empfehlen die Veranstalter, ebenfalls an der Rehabilitation teilzunehmen. Angehörige haben oft unrealistische Erwartungen an den Erfolg einer Wiedereingliederung. In der Rehabilitation können Partner und Angehörige erfahren, welchen Beitrag sie selbst zur Verständigung mit dem Schwerhörigen leisten können.

Rehabilitationen laufen neun- bis zehnmal pro Jahr über jeweils 4 Wochen. Sie werden vom Institut für berufsbegleitende Aus- und Fortbildung (IBAF) des Diakonischen Werkes in Rendsburg veranstaltet (Anschrift s. Anhang 9.2, Nr. 18).

Die **Kosten** tragen die Versicherungsanstalten (BfA und LVAs), Berufsgenossenschaften, das Arbeitsamt, Sozialämter, Krankenkassen oder die Beihilfe, abhängig von der persönlichen Situation, der Krankenversicherung und der Ursache des Hörleidens. In einem Fall, der tatsächlich vorkam, gewährte ein Kostenträger dem Schwerhörigen zwar die Versorgung mit zwei Hörgeräten, schloß aber im Gegenzug eine Übernahme von Kosten für die Rendsburger Rehabilitation aus – eine Möglichkeit, Kosten zu sparen.

Allerdings wurde hier der Sinn der Rendsburger Rehabilitation offenbar verkannt, da eine apparative Versorgung die Nachsorge nicht ersetzt.

### 6.7.2 Die psychotherapeutische Kur in Bad Berleburg

Die psychotherapeutische Kur in Bad Berleburg ist in der Bundesrepublik bisher einzigartig. Sie bietet Hörbehinderten und ihren engsten Angehörigen auch Möglichkeiten der Selbsthilfe an. Zum Kreis der Hörbehinderten zählen Schwerhörige, Spät-Ertaubte, Gehörlose und Tinnitus-Patienten.

***Warum kann eine Kur notwendig sein?***

Sowohl die Gesellschaft als auch die Betroffenen selbst verkennen oft die Schwerhörigkeit in ihren Auswirkungen, weil sie meist schmerzlos und nicht sichtbar ist. Hören scheint natürlich, banal und selbstverständlich zu sein (99). Ist das Hörvermögen beeinträchtigt, merken die Betroffenen es selten selbst – höchstens indirekt, nämlich dann, wenn sie sich fragen lassen müssen, ob sie schlecht hören.

Eine Schwerhörigkeit verunsichert und stört das natürliche Vertrauensverhältnis zur Umwelt. Schwerhörige, die sich auf ihr Gehör nicht verlassen können, zweifeln an sich und haben Angst, nicht richtig zu verstehen; das betrifft Geräusche, akustische Signale (zum Beispiel Martinshorn, Wecker usw.) und die Sprache. Schwerhörige beginnen dann «auf Verdacht» zu verstehen, sie wirken unsicher im Kontakt mit anderen. Die ständige Anstrengung des richtig Verstehen-Müssens führt zu streßartigen Symptomen. Die Betroffenen werden verletzlicher und reagieren mit körperlichen «Warnsignalen»: sie sind oft nervös, vergeßlich, wetterfühlig, übermäßig schreckhaft, rasch erschöpft, reizbar, schlafen schlecht, leiden unter Kopfschmerzen, oder der Blutdruck ist nicht in Ordnung. So sind Schwerhörige öfter in ärztlicher Behandlung und bekommen häufiger herz- und kreislauf-unterstützende Medikamente, Schmerzmittel, Beruhigungs-Mittel usw., als vergleichbare Altersgruppen (97). Nur 12% der betreuenden Ärzte sind dabei Hals-Nasen-Ohrenärzte (97). Die genannten Leiden können als Folge einer Schwerhörigkeit auftreten. Eine Kur, wie sie in Bad Berleburg angeboten wird, kann deshalb von großem Nutzen sein.

### Was ist die Zielsetzung der Kur, und wer ist zuständig?

Auch mit Hörgeräten ist die Schwerhörigkeit nicht beseitigt. Deshalb kann eine Kur verordnet werden. Betroffene können die Kur beantragen, wenn Sie unter einem oder mehreren der oben genannten Symptome leiden; diese können die Schwerhörigkeit begleiten oder auch eine Folge des Hörleidens sein. Eine spezielle Behandlung erhalten außerdem Tinnitus-Patienten.

Neben den üblichen Anwendungen und Heilmaßnahmen hilft erfahrenes Fachpersonal den Hörbehinderten auf gesundheitlichem und seelischem Gebiet, ebenso, wie es die Betroffenen befähigen will, mit ihrem Leiden im Alltag zu Hause besser zurechtzukommen.

Die Kurdauer beträgt sechs, verlängert acht Wochen. Sie findet in

Gruppen von jeweils 6 Teilnehmern statt. Die Voraussetzungen der Kur sind nach Paragraph 1236 RVO gesetzlich festgelegt. Die **Kosten** trägt die gesetzliche Krankenkasse (nach Paragraph 184a RVO). Nähere Auskünfte erhalten Sie auch, wenn Sie sich an die Anschriften in Anhang 9.2, Teil C wenden.

An dieser Stelle sei auch erwähnt, daß das Diakonische Werk für schwerhörige Mütter im Rahmen der Müttergenesung Kuren veranstaltet. (Näheres siehe Anhang 9.2, Nr. 17)

# 7. Tips für Unentschlossene, Hörgeräte-Träger und Mitbetroffene

Dieses Kapitel möchte Ihnen Ratschläge an die Hand geben, wenn Sie nicht sicher sind, ob Sie gut hören.
Weiterhin erhalten Hörgeräte-Träger spezielle Tips für das Telefonieren, außerdem Tips für Hörgerät und Ohrpaßstück sowie den Umgang mit normal Hörenden.
Mitbetroffene und normal Hörende finden Tips für den Kontakt mit Schwerhörigen.

## 7.1 Tips für Unentschlossene, die sich zu einem Hörtest noch nicht entscheiden können

Wenn Sie nicht sicher sind, ob Sie normal hören, wenn Sie manchmal etwas überhören oder häufiger mißverstehen, bringt ein Hörtest beim Hörakustiker Klarheit. Ein solcher Hörtest verpflichtet Sie nicht zum Kauf eines Hörgerätes oder zu irgend etwas anderem. Der Hörakustiker berät Sie unverbindlich oder empfiehlt den Besuch beim Ohrenarzt.
Im folgenden nennen wir Ihnen Situationen, bei denen Sie bemerken können, ob Sie Hörprobleme haben. Treten einzelne der genannten Situationen nur selten auf, besteht kein Anlaß, beunruhigt zu sein. Treffen jedoch mehrere Probleme auf Sie zu, treten diese häufiger auf oder werden Sie öfter von anderen darauf aufmerksam gemacht, sollten Sie einmal einen Hörtest beim Spezialisten machen lassen.

— Sie überhören häufig Wecker, Türklingel oder Telefon oder werden darauf aufmerksam gemacht.

— Sie haben Mühe, am Telefon Ihre Gesprächspartner zu verstehen.

— Sie haben häufig den Eindruck, andere würden undeutlich sprechen oder Sie verstehen Frauen- und Kinderstimmen schlecht.

— Sie verstehen bei Gesprächen mit mehreren Personen, bei zusätzlichen Nebengeräuschen oder auch ohne diese nur mit Mühe.

— Sie erschrecken manchmal, weil jemand plötzlich neben Ihnen steht, ohne daß Sie sein Nahen bemerkt haben.

— Angehörige oder Nachbarn machen Sie öfter auf zu lautes Fernsehen oder Radio aufmerksam.

— Sie hören kein Vogelgezwitscher mehr.

In den folgenden Fällen ist es ratsam, den Ohrenarzt aufsuchen:

— Sie haben über Nacht plötzlich, scheinbar ohne Grund, das Gefühl, auf einem Ohr nichts mehr, sehr schlecht oder wie durch Watte zu hören. Suchen Sie **sofort** einen Ohrenarzt oder eine HNO-Klinik auf, da die Gefahr eines Hörsturzes besteht. Warten Sie nicht darauf, daß es sich von alleine wieder wird.

— Es treten sogenannte Ohrgeräusche (Tinnitus) auf, die Sie als Sausen, Pfeifen, Rauschen, Brummen, Klingen, Klirren oder ähnliches wahrnehmen können, ohne daß es eine Schallquelle gibt, von der sie herrühren können.
Diese «Töne» entstehen im Ohr oder irgendwo im Kopf. Sie können auch als Folge von sehr lauten Schallereignissen auftreten, zum Beispiel bei Schlag, Knall oder überlauter Musik aus Lautsprecher, Walkman oder bei Rock- und Pop-Konzerten.

— Wenn Sie älter als 40 Jahre sind, sollten Sie vorsorglich in regelmäßigen Abständen, zum Beispiel jährlich, Ihr Gehör beim Ohrenarzt überprüfen lassen.

Wenn Sie noch nicht den Mut gefaßt haben, zu einem Hörspezialisten zu gehen, besteht die Möglichkeit, einen **Telefon-Hörtest** zu machen. Wählen Sie eine der folgenden Telefon-Nummern:

– Hamburg 0 40 / 2 80 12 05
– Münster 02 51 / 1 15 05
– Frankfurt 0 69 / 63 70 46
– Wendelstein (b. Nürnberg) 0 91 29 / 10 37

Dieser Test ersetzt jedoch nicht eine Untersuchung beim Ohrenarzt oder einen Hörtest beim Hörakustiker. Der Hörtest beim Hörakustiker ist unverbindlich und kostenlos.
*Beachten Sie:* Schwerhörigkeit ist keine Krankheit – jedoch das wichtigste Merkmal eines erkrankten Gehörs. Aus diesem Grunde sollten Sie zu einem Hals-Nasen-Ohrenarzt gehen.

## 7.2 Tips für Hörgeräte-Träger

### 7.2.1 Allgemeine Tips

*1. Lassen Sie Gehör und Hörgeräte in regelmäßigen Abständen testen.*

Gehen Sie mindestens einmal jährlich zu Ihrem Ohrenarzt. Die Hörgeräte sollte der Hörakustiker mindestens alle 6 Monate einmal sehen.

*2. Lassen Sie sich einen Hörgeräte-Paß ausstellen und führen Sie ihn, solange Sie Hörgeräte tragen, bei sich.*

*Sollten Sie bereits Hörgeräte haben, jedoch keinen Hörgeräte-Paß besitzen, lassen Sie sich von Ihrem Hörakustiker nachträglich einen solchen Paß ausstellen. (Näheres finden Sie in Abschnitt 2.10)*

*3. Wenn Ihr Hörgerät repariert worden ist, lassen Sie die Einstellung des Gerätes neu überprüfen.*

Ein Hörakustiker sollte die Frage danach nicht falsch auffassen. Oft muß die Hörgeräte-Einstellung bei Reparaturen verändert werden. Fehler können hier unbeabsichtigt auftreten.

Verstellen Sie nie etwas am Hörgerät, das Ihnen der Hörakustiker nicht erklärt hat. Falsch eingestellte Hörgeräte können zu dauerhaften Hörschäden führen.

4. *Fragen Sie, ob sich die Hörgeräte-Nummer des Gerätes geändert hat, wenn Ihr Hörgerät repariert worden ist.*

Jedes Hörgerät besitzt eine eigene Nummer, die nur aus Ziffern oder aus einer Kombination von Buchstaben und Ziffern bestehen kann. Sollte sich die Nummer geändert haben, lassen Sie diese in Ihren Hörgeräte-Paß eintragen. Dies kann für eventuelle Verluste des Gerätes wichtig sein.

5. *Fragen Sie Ihren Hörakustiker nach einem Batterie-Auftragsdienst.*

Manche Hörakustiker bieten einen Batterie-Auftragsdienst. Dabei erhalten Sie per Post, in der Regel monatlich, eine feste Anzahl von Hörgeräte-Batterien, deren Menge Sie nach Ihren Bedürfnissen angeben. Sie können sich dadurch den Weg zum Hörgeräte-Institut sparen.

### 7.2.2 Tips zum Telefonieren

Bevor Sie jemanden anrufen, testen Sie mit Ihrem Hörgerät zuerst anhand des Dauertones oder einem der automatischen Ansagedienste, wie das Hörgerät die Sprache übermittelt. (Vergleiche auch Kap. 8, Hörübung 8).

Es bieten sich folgende **vier Wege** an, mit Hörgerät zu telefonieren:

1. Über Mikrophon (Hörgerät in Schalterstellung «M»): Halten Sie den Telefon-Hörer auf das Mikrophon des Gerätes, das heißt etwas *oberhalb der Ohrmuschelspitze* bei HdO-Geräten und wenig entfernt *vor* der Ohrmuschel bei IdO-Geräten (nicht direkt auf die Ohrmuschel halten, da das Gerät sonst pfeifen kann). Das Telefonieren mit Taschengerät verdeutlicht Abbildung 4.22 (s. Kap. 4.4).

2. Über die **Hörspule** (Hörgerät in Schalterstellung «T»: Halten Sie den Telefonhörer seitlich dicht an das Hörgerät. Probieren Sie aus, an welcher Stelle der Testton (Wählton) am lautesten ist.
3. Mit **Zusatzgerät** (Die Schalterstellung des Hörgerätes ist je nach Art des Zusatzgerätes der Gebrauchsanleitung zu entnehmen. Fragen Sie im Zweifelsfall den Hörakustiker, Näheres siehe auch Kap. 5.5.1).
4. Mit speziellen **Telefonapparaten** oder **Zusatzgeräten** der Post (im folgenden besprochen).

---

**Rat**

Sollten Sie mit jemandem telefonieren, der nicht weiß, daß Sie Hörgeräte-Träger sind, weisen Sie ihn darauf hin und bitten Sie um eine deutliche und langsame Aussprache. Wichtiges lassen Sie sich buchstabieren.

---

*Welche Telefone und Zusatzgeräte für Hörbehinderte bietet die Post an?*

Die Telekom der Deutschen Bundespost bietet zwei Möglichkeiten an: ein Telefon mit akustischem Verstärker, bei dem die Lautstärke laut und leise geregelt werden kann. Für Hörgeräte mit Hörspule gibt es ein anderes Modell. Beide sind nur zu mieten. Es ist ratsam, daß Sie diese an Ort und Stelle testen. Wenden Sie sich am besten an einen Telekom-Laden, ein Telekom-Service-Center oder an die Kundenberatung Ihres Fernmeldeamtes. Vielleicht kann auch ein eingebauter oder zusätzlicher Lautsprecher zum Mithören hilfreich sein. Diese gibt es bei Modellen der Bundespost und auf dem freien Markt.

### 7.2.3 Tips für das Ohrpaßstück

*Das Einsetzen des Ohrpaßstückes* (s. auch Kap. 3.4)

Das Einsetzen des Ohrpaßstückes ist für den Neuling sehr ungewohnt. Sie können sich das Einführen des Ohrpaßstückes in den Gehörgang erleichtern, indem Sie ein **Gleitmittel** verwenden, das hautfreundlich und nicht parfümiert ist (zum Beispiel Vaseline). Achten Sie jedoch beim Einschmieren unbedingt darauf, daß Sie die kleinen Bohröffnungen des Ohrpaßstückes nicht abdichten oder verstopfen. Tragen Sie das Gleitmittel deshalb nur **hauchdünn** auf den Gehörgangs-Zapfen auf (s. Abb. 3.4, S. 58).

Trotz häufigen Übens, auch unter Anleitung des Hörakustikers, bereitet das richtige Einsetzen des Ohrpaßstückes vielen Menschen Schwierigkeiten (s. Abb. 7.1), «Stein des Anstoßes» ist meist der mehr oder minder große Zipfel des Ohrpaßstückes, der bei den meisten Formen vorhanden ist, so bei den «ringförmigen» Ohrpaß-

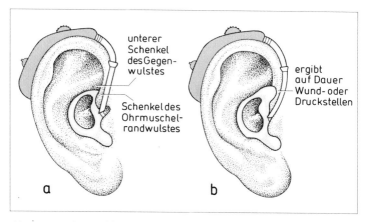

**Abb. 7.1:** Häufiger Fehler beim Einsetzen des Ohrpaßstücks
a) **richtig;** alle Teile des Ohrpaßstücks verschwinden unter den Hautfalten der Ohrmuschel
b) **falsch;** der obere Zipfel liegt auf

stücken von HdO-Geräten. Dieser «Zipfel» wird auch als Spitz, Haken oder in der Fachsprache als Helixbogen bezeichnet.

Für Sie besteht im Grunde genommen kein wesentlicher Unterschied zwischen **rechts und links** beim Einsetzen des Ohrpaßstükkes, wenn Sie jeweils die entsprechende Hand nehmen: also linkes Ohrpaßstück mit linker Hand, das rechte mit der rechten Hand. Wenn Sie rechtes und linkes Ohrpaßstück nicht unterscheiden können, lassen Sie sich ein Ohrpaßstück zum Beispiel besonders markieren, etwa durch eine wasserfeste Farbe.

Der Zipfel des Ohrpaßstückes ist für einen sicheren Halt des Hörgerätes in der Ohrmuschel notwendig. Er muß genau genommen unter **zwei** Hautfalten zu liegen kommen. Zunächst sollten Sie sich einmal eine solche Ohrmuschel genauer betrachten, um das Ohrpaßstück leichter und richtig einsetzen zu können. Abbildung 7.1 zeigt Ihnen eine rechte Ohrmuschel.

Die erste Hautfalte heißt «Schenkel des Ohrmuschel-Randwulstes» (lateinisch: Crus helicis), im folgenden einfach **Randwulst** genannt. Der Randwulst leidet besonders, wenn der Zipfel des Ohrpaßstücks falsch aufliegt. Nach einiger Zeit kann es zu Rötungen und manchmal gar zu wunden oder entzündeten Stellen kommen. Es kann außerdem ein verfrühtes Rückkopplungs-Pfeifen einsetzen, weil das Ohrpaßstück sich nicht vollständig in den Gehörgang einpaßt.

Die zweite Hautfalte (s. Abb. 7.1a) heißt «unterer Schenkel des Gegenwulstes» (lateinisch: Crura anthelicis), im folgenden einfach als **Gegenwulst** bezeichnet.

### Wie setzen Sie das Ohrpaßstück ein?

1. Schritt: Wie Sie das Ohrpaßstück in die Hand nehmen

Halten Sie zunächst das Ohrpaßstück am äußeren Rand, dem Ring (s. Abb. 3.4, S. 58), und dies am besten so, daß Sie es nur mit den Fingerkuppen von Daumen und Zeigefinger fassen. Das Ohrstück selbst sollten Sie so halten, wie es schließlich mit Hörgerät in der Ohrmuschel sitzen soll. Das heißt:

– Nehmen Sie das rechte Ohrpaßstück mit der rechten Hand oder das linke mit der linken Hand (s. Abb. 7.2 und 7.3).

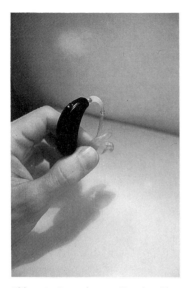 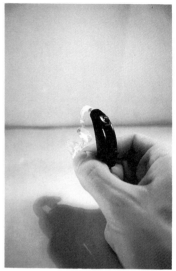

**Abb. 7.2:** So nehmen Sie ein Ohrpaßstück mit HdO-Gerät für *links* in die Hand, bevor Sie es ins Ohr einsetzen

**Abb. 7.3:** So nehmen Sie ein Ohrpaßstück mit HdO-Gerät für *rechts* in die Hand, bevor Sie es ins Ohr einsetzen

– Der Gehörgangs-Zapfen des Ohrstücks zeigt in Richtung zur Öffnung des Gehörganges, das heißt, der Zapfen des rechten Ohrstücks zeigt nach links in den rechten Gehörgang, der Zapfen des linken Ohrstücks zeigt nach rechts in den linken Gehörgang.
– Der Schallschlauch muß senkrecht nach oben zeigen, während sich das daran hängende Hörgerät dahinter befindet, Sie also auf dessen Rückseite blicken. Sie müssen sich nur praktisch statt des Ohrpaßstücks Ihre Ohrmuschel vorstellen, hinter die das Hörgerät zu liegen kommen soll.

In dieser Position können Sie das Hörgerät einfach schlaff hängen lassen und es, solange Sie mit dem Einsetzen des **Ohrpaßstückes** beschäftigt sind, unbeachtet lassen. Erst nachdem das Ohrpaßstück richtig sitzt, können Sie auch das Hörgerät selbst über die Ohrmuschel hängen.

Eine andere Möglichkeit besteht darin, zunächst das Hörgerät hinter das Ohr zu hängen und dann erst mit dem Einsetzen des Ohrpaßstückes zu beginnen. Welche Art für Sie die beste ist, probieren Sie am besten selbst aus.

— **Wichtig** —

Beachten Sie bei beiden Möglichkeiten unbedingt, daß Sie den Schlauch beim Hinter-das-Ohr-Hängen des Gerätes nicht verdrehen oder um seine eigene Achse drehen, da Sie sonst den Schallweg verschließen können und das Hörgerät nicht mehr richtig arbeitet.

2. Schritt: Wie Sie das Ohrpaßstück einsetzen

Achten Sie beim Einsetzen des Ohrpaßstückes nicht nur darauf, den Gehörgangs-Zapfen des Ohrstücks in den Gehörgang zu bringen; **vorher** sollten Sie den Zipfel des Ohrstücks schon in die richtige Vorposition bringen, da Sie ihn sonst später nicht mehr richtig unter die Hautfalten bringen. Hier entsteht der häufigste Fehler beim Einsetzen des Ohrpaßstückes.

Sie müssen also den Zipfel schon an seiner richtigen Stelle haben, *bevor* Sie überhaupt den Zapfen des Ohrstücks in den Gehörgang drücken wollen.

### Welches ist die «richtige Vorposition»?

Setzen Sie den Gehörgangs-Zapfen des Ohrstücks nicht gleich vollständig in den Gehörgang – das ist der Trick. Bringen Sie den Zapfen kurz vor die Gehörgangs-Öffnung; das heißt, Sie setzen ihn nur andeutungsweise in den Gehörgang und müssen bereits jetzt den Zipfel **vollständig** unter Randwulst **und** Gegenwulst bringen.

Wir können Ihnen, da Sie das Ohrpaßstück in der Ohrmuschel nicht **sehen** können, leider nicht verraten, wie sich ein richtig eingesetzter Zipfel in der Ohrmuschel **anfühlt**. Kontrollieren können Sie nur mit Ihrem Zeigefinger, ob Sie den spitzen Zipfel ertasten können, wenn er übersteht und somit noch nicht richtig sitzt – oder ob sich die Hautfalte darüber befindet; dann haben Sie es geschafft.

Sie können zum Einführen des Ohrstücks, falls Sie unsicher sind, einen weiteren Trick anwenden: Während Sie das Ohrpaßstück einsetzen, helfen Sie mit der anderen Hand nach; dabei ziehen Sie einfach an Ihrer Ohrmuschel-Spitze nach hinten oben und heben die Hautfalte an.

Bringen Sie den Zipfel des Ohrstücks nicht richtig unter die beiden Hautfalten, werden Sie es schwerhaben – ein bloßes Hineinpressen in den Gehörgang hilft meistens nicht. Außerdem tut dies Ihrer Ohrmuschel auf Dauer nicht gut. Der richtige Ansatz entscheidet.

Haben Sie die richtige Vorposition, drücken Sie den Gehörgangs-Zapfen einfach nur noch leicht in den Gehörgang. Ziehen Sie dabei noch einmal mit der anderen Hand das Ohrläppchen kräftig nach unten, rutscht das Ohrpaßstück leichter ins Ohr.

Sollte der Zipfel trotz richtigen Sitzes unter den Hautfalten Schmerzen verursachen, kann der Hörakustiker ihn entsprechend beschleifen. Nur in Notfällen kann er den Zipfel auch ganz wegschleifen – allerdings verlieren Ohrpaßstück und Hörgerät dann an Halt und sicherem Sitz.

### Reinigen des Ohrpaßstückes

Ein sauberes Ohrpaßstück ist eine grundlegende Voraussetzung für ein gutes Hören mit Hörgeräten. Wenn die Öffnung des Schallkanals oder der Gehörgang durch Ohrenschmalz auch nur ein wenig verstopft sind, kann das die Übertragung und damit den Klang des Hörgerätes erheblich verschlechtern (56).

*Was benötigen Sie zum Reinigen des Ohrpaßstückes?*

Wenn Sie Ihre Ohrpaßstücke selbst reinigen wollen, brauchen Sie:
1. Ein Gefäß, einen Becher oder ein Glas mit Wasser.
2. Ein Reinigungs-Mittel, das schmutzabweisend und desinfizierend wirkt: zum Beispiel Zahnprothesen-Reiniger oder ein spezielles Mittel für Ohrpaßstücke, das beim Hörakustiker erhältlich ist.

3. einen Schallschlauch-Puster
4. Für besondere Fälle eine Weiterzange für den Schallschlauch – sie empfiehlt sich nur, wenn Sie den Schallschlauch häufig wechseln müssen oder Probleme haben, den Kunststoff-Schlauch des Ohrpaßstückes weit genug auf den Hörwinkel des Hörgerätes aufzuschieben.

In einigen Fällen können Sie den Schallschlauch auch selbst wechseln, wenn er zu hart geworden ist. Dazu muß das Ohrpaßstück jedoch ein sogenanntes **Winkelstück** besitzen (vgl. Abb. 3.4). Der Schallschlauch kann nämlich auch durchgezogen sein, was bedeutet, daß er fest verklebt ist und Sie ihn nicht selbst wechseln können, ohne ihn zu zerstören.

Wollen und können Sie den Schallschlauch selbst erneuern, benötigen Sie zu den genannten Reinigungs-Utensilien noch Schallschlauch und eine Schere. Reinigungs-Gefäß und -Mittel, sowie Schallschlauch-Puster, Weiterzange und Reserve-Schallschlauch erhalten Sie beim Hörakustiker. Hörakustiker bieten auch **Reinigungs-Sets** an, die meist aus Reinigungs-Mittel und einem Gefäß sowie dem Puster bestehen.

*Wie können Sie selbst das Ohrpaßstück reinigen?*

Es ist am besten, wenn Sie sich vom Hörakustiker zeigen lassen, wie ein Ohrpaßstück zu säubern ist. Sie können dann selbst beurteilen, ob Sie dies selbst machen wollen und können. Versuchen Sie sich nicht selbst an der Reinigung, bevor ein Fachmann sie Ihnen sachgemäß gezeigt hat.

Achten Sie nun beim Reinigen auf folgende Punkte:
1. Bevor Sie das Ohrpaßstück vom Hörgerät trennen, schauen Sie sich aufmerksam an, wie das Ohrpaßstück zum Hörgerät steht, damit Sie beide Teile beim Wieder-Zusammenfügen nicht verdrehen: Wenn Sie das Ohrpaßstück am Ring anfassen, etwa so, als wollten Sie es einsetzen, sollte der Schlauch nach oben und die Rückseite des Hörgerätes Ihnen zugewendet sein.
2. Trennen Sie *immer* das Hörgerät vom Ohrpaßstück. Reinigen Sie keinesfalls das Ohrpaßstück, ohne das Hörgerät vorher von der Plastik gelöst zu haben.

3. Wenn Sie Hörgeräte für die rechte und linke Seite besitzen, besteht Verwechslungsgefahr. Markieren Sie sich entweder die Geräte oder reinigen Sie die Ohrpaßstücke nur **nacheinander**.
4. Trennen Sie jetzt den Schallschlauch vom Hörwinkel des Hörgerätes; dies erreichen Sie entweder durch Abziehen, besser jedoch durch ein kräftiges Abschieben mit den Fingernägeln. Es ist möglich, daß der Schallschlauch zu hart geworden ist und nicht mehr

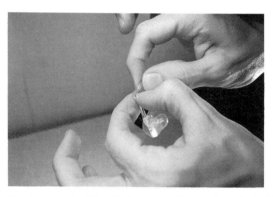

**Abb. 7.4:** Zum Trennen des Ohrpaßstücks vom Hörgerät den Schallschlauch mit dem Daumennagel kräftig vom Hörwinkel des Gerätes ziehen

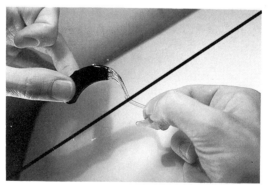

**Abb. 7.5:** ... und so sollten Sie das Ohrpaßstück nicht vom Hörgerät trennen

von Hand abgezogen werden kann. In diesem Fall müssen Sie den Schlauch vom Hörakustiker wechseln lassen. – Wenn Sie den Schlauch selbst ab*ziehen*, achten Sie unbedingt darauf, den Schlauch so dicht wie möglich am Hörwinkel des Hörgerätes anzufassen, da sonst der Hörwinkel oder das Hörgerät beschädigt werden kann (s. Abb. 7.4 u. 7.5).

5. Legen Sie nun das vom Hörgerät getrennte Ohrpaßstück in die Reinigungslösung und lassen Sie es über Nacht im Gefäß. Reinigen Sie nach Gebrauch auch das Gefäß und verwenden Sie aus hygienischen Gründen die Reinigungsflüssigkeit nicht mehrmals (s. Abb. 7.6 u. 7.7).

6. Entnehmen Sie das gereinigte Ohrpaßstück der Flüssigkeit, und trocknen Sie es mit einem saugfähigen Papiertuch. Entfernen Sie restliches Wasser mit dem Schallschlauch-Puster aus der Schall-

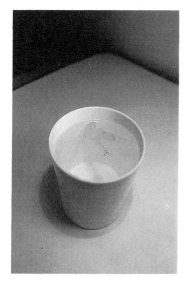

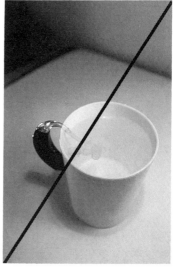

**Abb. 7.6:** Ohrpaßstück über Nacht in eine Reinigungslösung legen

**Abb. 7.7:** ...und so sollten Sie das Ohrpaßstück *nicht* reinigen

kanal-Bohrung, dem Schallschlauch und gegebenenfalls der Zusatzbohrung (s. Abb. 7.8 bis 7.11).

*Es darf auf keinen Fall Flüssigkeit im Ohrpaßstück verbleiben, da sonst das Hörgerät naß werden kann und nicht mehr arbeitet.*

Die fachgerechte Erneuerung des Schallschlauches wird in Abbildung 7.12–7.14 gezeigt.

7. Schneiden Sie vom neuen Schallschlauch etwa die Länge ab, die auch der alte Schlauch hat; es ist vielleicht besser, **geringfügig** mehr abzuschneiden, da der Schlauch durch Alterung etwas schrumpft. Durch einen zu kurzen Schallschlauch kann die Ohrmuschel wund werden, bei einem zu langen Schlauch hängt das Hörgerät zu locker (s. Abb. 7.12 u. 7.13).

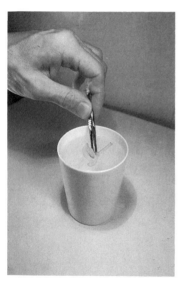

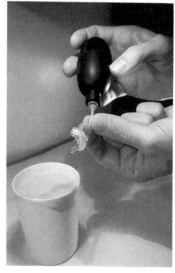

**Abb. 7.8:** Das Ohrpaßstück mit einer Pinzette aus der Reinigungslösung holen

**Abb. 7.9:** Entfernen von Restwasser im Ohrpaßstück: Düse des Schallschlauch-Pusters in den Schallschlauch einführen und pusten

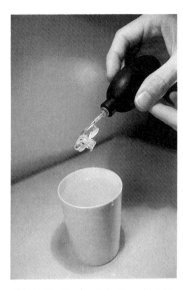 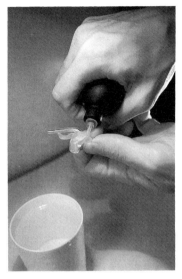

**Abb. 7.10:** So den Schallkanal kräftig durchpusten

**Abb. 7.11:** ...auch Zusatzbohrungen nicht vergessen, da sich sonst der Klang verändert

8. Schieben Sie jetzt zuerst das frisch abgeschnittene Kunststoffröhrchen auf das Winkelstück des Ohrpaßstückes. Anschließend schieben Sie die andere Seite wieder auf den Hörwinkel des Hörgerätes. Wenn Sie eine Weiterzange besitzen, weiten Sie zunächst den Schlauch und schieben dann das Röhrchen kräftig auf. Achten Sie darauf, daß Sie das Ohrpaßstück wieder so zusammenstecken, wie Sie es auseinandergenommen haben (s. Abb. 7.14 u. 7.15).

**Was tun, wenn das Ohrpaßstück Ihnen Schmerzen bereitet?**

Das Ohrpaßstück kann aus folgenden Gründen Schmerzen hervorrufen: *(weiter S. 164)*

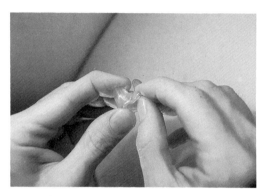

**Abb. 7.12:** Zum Schlauchwechsel Schlauch mit Daumennagel kräftig vom Winkelstück lösen

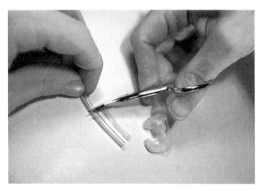

**Abb. 7.13:** Maßnehmen und Ablängen des neuen Schallschlauches anhand des alten Schallschlauchstückes

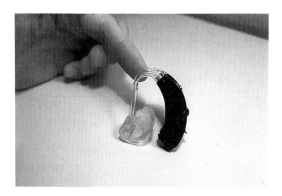

**Abb. 7.14:** Ohrpaßstück und Hörgerät nicht verwechseln und richtig zusammenfügen: hier korrekt, da Wölbung von Ohrpaßstück und Hörgerät in die gleiche Richtung weisen

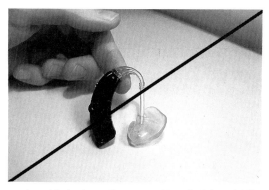

**Abb. 7.15:** ...hier falsch, da Wölbung von Ohrpaßstück und Hörgerät gegeneinander stehen

**– falscher Sitz:**
Überprüfen Sie ...
- ob Sie das richtige Ohrpaßstück haben (rechts mit links verwechselt, versehentlich ein fremdes oder altes Ohrstück?)
- ob sich das Winkelstück im Ohrpaßstück gelöst oder verdreht hat und das Ohrstück deshalb falsch im Ohr sitzt
- ob Sie das Ohrpaßstück falsch eingesetzt haben und der «Zipfel» des Ohrstücks auf der Hautfalte aufliegt oder übersteht (s. S. 152)
- wie alt Ihr Ohrpaßstück ist; Wachstum, Gewichtszunahme oder -abnahme können bewirken, daß es nicht mehr richtig paßt.

**– Druckstellen:**
Fertigt der Hörakustiker ein neues Ohrpaßstück an, stellt sich manchmal erst nach einiger Zeit des Tragens heraus, daß das neue Teil drückt. Bei Druckstellen im Ohr sollten Sie den Hörakustiker befragen und auf keinen Fall selber am Ohrpaßstück manipulieren. Durch unsachgemäßes Feilen oder Beschneiden kann die Oberfläche aufrauhen und das Ohrpaßstück Gehörgang und Ohrmuschel verletzen. Entzündungen können die Folge sein.

**– Ekzeme, Allergien, Entzündungen:**
Bei derartigen Erkrankungen der Haut und der Ohrmuschel sollten Sie unbedingt den Hals-Nasen-Ohrenarzt konsultieren. Möglicherweise ist das Ohrpaßstück die Ursache. Ist das der Fall, kann es erforderlich sein, ein neues Ohrpaßstück aus einem anderen Material zu fertigen oder die Oberfläche zu behandeln. Folgende Möglichkeiten bestehen:

- das Ohrpaßstück kann verglast werden
- spezielle harte und weiche, besonders haut- und gewebefreundliche, reizarme Materialien können verwendet werden, zum Beispiel Biopor®, Bioflex®, Micropor®, Fotoplast® usw. (sogenannte Lichtpolymerisate).
- ein neues Ohrpaßstück kann mit einer Silber- oder Goldlegierung als Auflage hergestellt werden

Verglaste, versilberte oder vergoldete Ohrpaßstücke sind bei hochverstärkenden Hörgeräten problematisch, da die Abdichtung unzureichend sein kann und manchmal ein akustisches Rückkopplungs-Pfeifen verursacht (s. Kap. 3.2.3).

Um Fragen, die sich im Zusammenhang mit Ihrem **Hörgerät** ergeben können, geht es in den Tabellen 19, 20 und 21.

### 7.2.4 Tips für Hörgeräte-Träger im Umgang mit normal Hörenden

1. Stehen Sie zu Ihrer Schwerhörigkeit und weisen Sie im Kontakt mit anderen darauf hin, daß Sie hörbehindert sind. Hörgeräte, die der normal Hörende sehen kann, geben ihm die Möglichkeit, auf Ihre Hörbehinderung Rücksicht zu nehmen. Lassen Sie sich durch dumme Reden nicht aus der Ruhe bringen oder entmutigen. Mit dem Tragen von Hörgeräten zeigen Sie, daß Sie an der Gesellschaft teilhaben wollen.

2. Tragen Sie Ihre Hörgeräte auch zu Hause. Sie sind so für andere leichter ansprechbar und gewöhnen sich besser an die Hörgeräte. Sie überhören durch das Tragen nicht mehr so leicht Türklingel oder Telefon.

3. Sollten Ihre Hörgeräte-Batterien im Gespräch einmal zu Ende gehen oder aussetzen, sagen Sie Ihrem Partner Bescheid, um mögliche Mißverständnisse zu vermeiden. Tragen Sie vor wichtigen Gesprächen (Prüfungen, Gerichts-Termine, Arztbesuche usw.) Sorge dafür, vorher frische Batterien einzusetzen.

4. Achten Sie immer darauf, daß Sie das Gesicht Ihres Gesprächspartners gut sehen können, und daß *Sie* mit dem Rücken zum Licht stehen. Machen Sie notfalls darauf aufmerksam, daß Sie besser verstehen, wenn Sie aus der Nähe angesprochen werden.

5. Informieren Sie Ihren Gesprächspartner darüber, daß er zwar laut, aber nicht überlaut sprechen soll, da Sie sonst nur verzerrt hören und schlechter verstehen. Das Sprechtempo sollte nicht zu schnell sein.

**Tabelle 19:** *Bevor Sie das Hörgerät einschalten*

**Bevor Sie Ihr Hörgerät ins Ohr setzen, beachten Sie:**

1. Die Batterie oder der Akku sollen genügend Spannung abgeben und nicht verbraucht sein.

2. Die Batterie oder der Akku müssen richtig herum eingelegt sein («+» im Gehäuse zu «+» der Zelle).

3. Der Gehörgang oder der Schallaustritt des Hörgerätes soll nicht mit Ohrenschmalz verlegt sein; bei IdO-Geräten ist das der Hörer im Gehörgang, bei HdO-Geräten die Bohrung im Ohrpaßstück.

4. Das Lautstärke-Rädchen soll auf «leise» oder auf eine angenehme Lautstärke eingestellt sein, falls sie bekannt ist.

5. Sofern es einen Schalter gibt, sollte dieser auf der Position «M» stehen, nicht jedoch auf «T» oder «MT».

**Tabelle 20:** *Bevor Sie das Hörgerät weglegen*

**Bevor Sie Ihr Hörgerät weglegen, beachten Sie:**

1. Schalten Sie die Hörgeräte aus; Geräte mit MTO-Schalter in Position «0», bei Geräten mit Kombi-Schalter Batterie-Fach öffnen.

2. Reinigen Sie Ihre Hörgeräte von Zeit zu Zeit mit einem weichen, trockenen Tuch. Vermeiden Sie in jedem Fall Alkohol, Spiritus oder sonstige Lösungs- oder Putzmittel, die das Gerät angreifen können.

3. Wenn Sie ein Hörgerät aus dem Ohr nehmen, die Batterie wechseln oder das Hörgerät reinigen, achten Sie darauf, daß das Gerät nur auf eine weiche Unterlage fallen kann.

4. Ist das Hörgerät starker Feuchtigkeit ausgesetzt, öffnen Sie über Nacht das Batterie-Fach, entnehmen Sie die Batterie und legen Sie es in einen Wärme- oder Trockenbeutel.

**Tabelle 21:** *Was tun, wenn das Hörgerät nicht funktioniert?*

| Fehler | Was ist der Grund? | Was kann ich tun? |
|---|---|---|
| Gerät arbeitet nicht | **Schalter** steht auf «0» oder «T» | Schalter auf «M» stellen |
| | keine **Batterie** eingelegt, Batterie leer oder fettig geworden | frische Batterie einlegen, Batterie säubern |
| | **Batterie** falsch eingelegt | Batterie polrichtig einsetzen |
| | **Akku** leer | Akku neu aufladen oder neue Akkus kaufen |
| | **Ohrpaßstück** oder **Schallschlauch** ist verstopft (mit Wasser oder Ohrenschmalz) | Ohrpaßstück vom Hörgerät trennen, reinigen bzw. nur durchpusten (lassen) |
| | **Hörgerät** naß geworden | Wasser über Nacht an trockener Stelle verdunsten lassen, jedoch keiner zu starken Hitze aussetzen **oder** gleich zum Fachgeschäft bringen |
| | **Hörgerät** ist hingefallen | vom Fachmann prüfen und reparieren lassen |
| | **bei Taschengeräten:** **Hörkabel** defekt | Hörkabel erneuern (lassen) |
| Gerät ist zu leise oder klingt verzerrt | **Lautstärke-Rädchen** nicht richtig eingestellt | Steller auf die richtige Lautstärke einstellen |
| | **Batterie** oder **Akku** zu schwach geworden | Batterie durch neue ersetzen, Akku frisch aufladen bzw. ersetzen |
| | **Schalter** auf Postition «MT» | Schalter auf «M» stellen |
| | **Ohrpaßstück** oder **Gehörgang** verstopft | Ohrpaßstück reinigen oder zum HNO-Arzt gehen |
| | **Hörgerät** ist hingefallen | vom Fachmann prüfen und reparieren lassen |
| | **Hörgerät** defekt oder falsch eingestellt | Gerät vom Hörakustiker überprüfen lassen |
| | das **Gehör** hat sich verschlechtert | HNO-Arzt oder Hörakustiker aufsuchen |

**Tabelle 21:** *(Fortsetzung)*

| Fehler | Was ist der Grund? | Was kann ich tun? |
|---|---|---|
| Gerät pfeift | **Hörgerät** zu laut eingestellt | Lautstärke-Rädchen zurückdrehen oder Einstellung vom Hörakustiker überprüfen lassen (z. B. nach Reparaturen) |
| | das **Ohrpaßstück**<br>– sitzt falsch<br>– schließt ungenügend ab | richtig einsetzen<br>vom Hörakustiker überprüfen lassen |
| | der **Schallschlauch** ist defekt (rissig, veraltet, hart, Winkelstück locker) | vom Hörakustiker überprüfen lassen |
| | der **Gehörgang** hat sich verändert (durch Krankheit, Wachstum usw.) | neues Ohrpaßstück anfertigen lassen |
| | **Hörgerät** gefallen oder defekt | vom Hörakustiker überprüfen und reparieren lassen |
| | **Gehörgang** verstopft oder **Gehör** hat nachgelassen | zum HNO-Arzt gehen |
| Gerät unterbricht, knackt usw. | **bei Taschengeräten auch:**<br>**Hörkabel** verhärtet, verbraucht | Hörkabel ersetzen (lassen) |
| | Schalter, Lautstärke-Rädchen und Batterie-Kontakte sind gerostet oder defekt, Gerät ist hingefallen | vom Hörakustiker überprüfen und reparieren lassen |
| | **Hörgerät** war Nässe, Schweiß oder Feuchtigkeit zu stark ausgesetzt | Gerät vom Hörakustiker reparieren lassen und regelmäßig Wärme- oder Trockenbeutel verwenden |
| | **Hörgerät** ist starken und häufigen Temperatur-Schwankungen (besonders im Winter) ausgesetzt | besonders bei strenger Kälte nicht immer vermeidbar; bei Dauerstörung überprüfen und ggf. vom Fachmann reparieren lassen |

6. Sagen Sie, wenn Sie etwas nicht verstanden haben – auch wenn es Ihnen peinlich sein sollte. Wiederholen Sie, was Sie gehört haben. Täuschen Sie keinesfalls vor, verstanden zu haben, wenn Sie nicht sicher sind. Andernfalls besteht die Gefahr, daß Sie zu Mißverständnissen beitragen. Bitten Sie Ihren Gesprächspartner freundlich, den Satz zu wiederholen.

7. Gehen Sie bei öffentlichen Veranstaltungen, wie bei Kirche, Vortrag, Theater usw., so nahe wie möglich an die Schallquelle heran. Setzen Sie sich in eine akustisch möglichst günstige Position zum Sprecher oder zum Lautsprecher.

8. Gesellige Treffen unter normal Hörenden bedeuten in der Regel eine übermäßige Anstrengung für Sie. Überfordern Sie sich nicht und sprechen Sie möglichst darüber, wenn Sie sich bedrückt fühlen.

9. Sprechen Sie mit Leidensgenossen über Ihre Erfahrungen und Probleme und suchen Sie auch Hilfe beim Deutschen Schwerhörigenbund oder beim Hörakustiker. Er kann Sie über zusätzliche technische Hilfen informieren: zum Beispiel Lichtsignal-Wecker, Klingelblitz, Vibrations-Wecker, Schreibtelefon usw. (s. auch Anhang 9.2, Teil F)

## 7.3 Tips für Mitbetroffene

1. Ermuntern Sie den Schwerhörigen, seine Hörgeräte regelmäßig zu tragen. Unterstützen Sie ihn, indem Sie ihn nach Problemen fragen und ihm das Verstehen, soweit es möglich ist, erleichtern.

2. Sprechen Sie den Schwerhörigen nicht von hinten, aus einer größeren Entfernung über den Kopf anderer hinweg oder durch einen Raum hindurch an. Ist der Betreffende von Ihnen abgewendet, machen Sie ihn kurz vorher auf sich aufmerksam, in dem Sie ihn antupfen.

3. Schauen Sie den Schwerhörigen beim Sprechen an und achten

Sie darauf, daß Ihr Gesicht im Licht ist. Vermeiden Sie das Sprechen in Mundart, wenn Sie nicht wissen, ob der Betroffene Sie auch versteht. Sprechen Sie artikuliert, laut, aber nicht überlaut. Ihr Sprechtempo sollte leicht verlangsamt sein, jedoch nicht übertrieben langsam. Verfallen Sie nicht erneut in zu leises Sprechen, falls Sie der Schwerhörige nicht verstanden hat.

4. Sprechen Sie nicht, während Sie etwas im Mund haben (zum Beispiel Kaugummi, Zigarette). Der Mund sollte nicht verdeckt sein, etwa durch Hand oder Bart. Übertreiben Sie keine Mundbewegungen.

5. Vermeiden Sie im Gespräch mit Hörbehinderten so weit wie möglich störende oder laute Hintergrund-Geräusche, Musik oder Nebengespräche sowie hallige Räume.

6. Sprechen Sie den Schwerhörigen von seiner «guten» Seite an, das heißt, von der Seite, auf der er besser hört oder das Hörgerät trägt.

7. Seien Sie nicht verärgert, wenn der Hörbehinderte Sie nicht verstanden hat. Wiederholen Sie nicht nur ein einzelnes Wort, sondern den ganzen Satz-Zusammenhang. Drücken Sie sich eventuell auch in anderen Worten aus.

## 8. Wann tragen Sie die neuen Hörgeräte? (Ein Übungsprogramm)

### Einleitung und wichtige Hinweise

«Ebenso wichtig wie die **Anpassung des Hörgerätes** an den Schwerhörigen ist die **Anpassung des Schwerhörigen** an sein Hörgerät» (82). Schwerhörige, die zum ersten Mal Hörgeräte bekommen, müssen wissen, daß sie sich erst **langsam** und mit **Geduld** an ihre Hörgeräte gewöhnen müssen. Der Erfolg mit Hörgeräten tritt nicht auf einen Schlag ein – er kann von einigen Wochen bis zu mehreren Monaten dauern. An das neue Hören mit Hörgeräten müssen Sie sich Stück für Stück «herantasten». Ein gebrochenes Bein, ist es geheilt, kommt erst langsam wieder zu Kräften. Ähnlich ist es mit dem «neuen» Hören. Sie sollten also nicht sofort mit einem Training beginnen, das zum Ziel hat, 100 Meter in 10 Sekunden zu laufen. Ein Hörgerät verändert Ihr Hören **sehr wesentlich** – deshalb sollten Sie es zunächst gar nicht zu dem eigentlichen Zweck tragen, zu dem Sie es sich ja angeschafft haben. Sie lesen richtig. Der erste Schritt zum «neuen» Hören heißt:

*Tragen Sie Ihre Hörgeräte zunächst nicht in den Situationen, in denen Sie die meisten Schwierigkeiten beim Verstehen haben!*

Dieses Übungsprogramm gliedert sich in drei Teile:

- einem ersten, zeitlich festgelegten Teil (1. und 2. Tag), den Sie genau befolgen sollten.
- einem zweiten Teil (3. bis 5. Tag), den Sie je nach Ihren persönlichen Fortschritten zeitlich verkürzen oder verlängern können.
- einem dritten Teil (etwa ab dem 6. Tag), der schwierigere Übungen enthält, die Sie möglicherweise gar nicht ausführen können oder wollen.

*Die jeweiligen Teile des Programmes bestehen aus einem **Leseteil** und einem **Übungsteil** mit den Hörübungen. Die 18 Hörübungen sind durchnumeriert und steigern sich zunehmend im Grad der*

*Schwierigkeit. Im Leseteil erfahren Sie Absicht und Ziel jedes Übungsteils. Es ist sehr wichtig, daß Sie diesen Text aufmerksam durchlesen. Er kann Ihnen helfen, nicht enttäuscht zu sein, und so wesentlich zum Erfolg Ihres Hörens mit Hörgeräten beitragen.*

## Erster Teil (1. und 2. Tag, Hörübung 1–5)

**Leseteil 1**

Den ersten Übungsteil sollten Sie in **jedem** Fall üben, wenn Sie Ihre Hörgeräte neu bekommen haben. Er umfaßt noch **kein** Sprachverstehen, sondern lediglich ein Zu-, An- und Hinhören, also nur ein bewußt empfangendes Hören ohne Verstehen.

Wozu, werden Sie fragen, soll das gut sein? Hören kann ich doch, nur **Verstehen** kann ich schlecht. Die Antwort: Sie haben Hör-Geräte bekommen, keine **Versteh**-Geräte. Der Grund, warum viele Schwerhörige mit ihrem Hörgerät unzufrieden sind, und warum es in der Schublade landet, ist der: sie erwarten ein Versteh-Gerät und sind dann vom Hör-Gerät enttäuscht. So ist es ganz schlecht, es gleich zum Vortrag, Stammtisch oder Konzert ausprobieren zu wollen; von diesen Höreindrücken werden Sie geradezu erschlagen sein. Der Mißerfolg ist sicher.

Die meisten Hörgeräte-Neulinge sehen keinen Sinn darin, mit den Hörgeräten zunächst nur «Nebengeräusche» zu hören, also erst zu hören, ohne zu verstehen. Auswählen und Beurteilen, was Information und was «Nebengeräusch» ist, können Hörgeräte nicht. Und auch Sie als Hörgeräte-Träger können es zunächst nicht – wenn Sie nicht üben und sich mit dem «neuen» Hören langsam vertraut machen. Sie müssen also unterscheiden zwischen **Hören** und **Verstehen**. Ein besseres Sprachverstehen mit Hörgeräten setzt voraus, daß Sie zunächst gerade **mit** den Hörgeräten besser Hören lernen. Bevor Sie das große «Hör»-1×1 beherrschen (Sprache verstehen), müssen Sie zuerst das kleine können (Hören).

Neben dem Sprachverstehen umfaßt das große Hör-1×1 auch das **Überhören können** – Überhören nämlich von Geräuschen und Sprache, die für Sie unwichtig sind. Bei normal Hörenden geschieht das Überhören meistens unbewußt – als Schwerhöriger müssen Sie es mit den Hörgeräten erst wieder erlernen. Dies betrifft Sie übrigens um so weniger, je geringer Ihre Schwerhörigkeit ist und je früher Sie mit Hörgeräten versorgt sind.

Vor allem, wenn Ihr Hörverlust schon länger besteht, dürfen Sie aber nicht den zweiten vor dem ersten Schritt tun wollen – und das heißt: nicht zuerst schon verstehen und Unwichtiges überhören können wollen, bevor Sie nicht erst einmal **bewußt hören** geübt und wieder gelernt haben – so einfache Dinge, wie Zeitung lesen, Aufräumen oder ähnliches, die Sie im allgemeinen tun, ohne mit jemandem zu sprechen oder jemandem zuzuhören, gehören dazu; gerade am Anfang sollten Sie solcher Arbeit mit Hörgeräten nachgehen und Ihre Tätigkeit bewußt hörend erleben. Erst wenn Sie sich an derlei Geräusche, die bei jedem Tun immer entstehen, **mit** Hörgeräten gewöhnt haben, können Sie unwichtige Geräusche überhören lernen. Inwieweit Sie sich diese Fähigkeit aneignen können, hängt von Ihrer Geduld und Ihrem Wollen ab – und natürlich von der Art des Hörfehlers und der Hörgeräte. Sicher ist, daß dieser Prozeß längere Zeit dauert. Vergessen Sie auch nicht, daß in unserer heutigen lärmerfüllten Welt selbst normal Hörende ihre Schwierigkeiten haben. Im übrigen haben Sie jederzeit die Möglichkeit, eine Pause zu machen und Ihre Hörgeräte abzulegen, um Ruhe zu haben.

Im Anfang empfinden Sie Ihre Hörgeräte sicher als Fremdkörper. Dieses Gefühl weicht mit der Zeit, je mehr Sie sich an Ihre Hörgeräte gewöhnen. Es ist nicht anders als mit einer neuen Brille, neuem Zahnersatz oder Kontaktlinsen auch.

Laien meinen häufig, sich mit Hörgeräten zu stark zu verwöhnen, wie es ähnlich auch von der Brille manchmal angenommen wird (66). Sie glauben, ihre Hörfähigkeit *ohne* Hörgeräte stärken und so wieder den früheren Zustand erreichen zu können. Davon kann jedoch nicht die Rede sein (33). Einmal zugrundegegangene Hör-Sinneszellen sind für immer verloren.

Sollten Sie sich beim Tragen der Hörgeräte über längere Zeit immer wieder unwohl fühlen und sich an die Hörgeräte nicht gewöhnen können oder Schmerzen bekommen, suchen Sie den Ohrenarzt oder Hörakustiker auf.

Wichtig ist, daß Sie sich gerade am Anfang nicht überfordern und sich ruhig Hörpausen gönnen. Besonders das Verstehen mit Hörgeräten kann anfangs Ihre Konzentration sehr fordern. Legen Sie die Hörgeräte ruhig weg, wenn Sie erschöpft sind, schalten Sie auch innerlich einmal ab und versuchen Sie es zu einem späteren Zeitpunkt noch einmal. Klappt etwas nicht, steht Ihnen Ihr Hörakustiker sicher gern mit Rat und Tat zur Seite.

## Übungsteil 1

### Hörübungen für die ersten beiden Tage

*Vorbemerkung:* Die folgenden Hörübungen sollten Sie nur beginnen, wenn Sie sich mit der Handhabung, dem Einstellen der Lautstärke und dem Wechsel der Batterie beim Hörgerät sicher fühlen. Ist das nicht der Fall, sollten Sie unbedingt zuerst diese Schwierigkeiten aus dem Wege räumen – indem Sie sich zum Beispiel dies noch einmal vom Hörakustiker zeigen lassen.

Die richtige Handhabung ist eine grundlegende Voraussetzung für die kommenden Übungen. Machen Sie sich Notizen über eventuelle Fragen an den Hörakustiker.

Tragen Sie Ihre Hörgeräte die ersten zwei Tage nur in geschlossenen Räumen und am besten nur, wenn Sie allein sind. Die Tragezeit sollte pro Tag etwa eine halbe Stunde, sicher aber nicht mehr als höchstens eine Stunde betragen. Sie können Pausen einlegen; die Zeit der täglichen Übungen sollte jedoch mindestens 30 Minuten betragen.

Beginnen Sie die Hörübungen in der Reihenfolge, wie Sie sie hier lesen.

Befolgen Sie jetzt folgende drei Punkte:

1. Sorgen Sie zunächst dafür, daß Sie keinem Lärm ausgesetzt sind und von anderen möglichst nicht gestört werden können. Diese halbe Stunde gehört Ihnen. Auch ans Telefon brauchen Sie jetzt nicht zu gehen.
2. Besorgen Sie sich folgende Gegenstände: eine alte Zeitung, eine Papierschere, Münzgeld und Papiergeld.

3. Setzen Sie sich bequem auf einen Stuhl. Überzeugen Sie sich davon, ob Sie frische Batterien richtig ins Hörgerät eingelegt haben. Prüfen Sie, ob die Hörgeräte **ausgeschaltet** sind und das Lautstärke-Rädchen in der Position *leise* steht. Jetzt setzen Sie Ihre neuen Hörgeräte ein.

## Hörübung 1

### Hören der eigenen Stimme

Schalten Sie Ihre Hörgeräte nacheinander ein. Beginnen Sie nun laut zu zählen und drehen Sie währenddessen Ihre Hörgeräte langsam lauter, bis Sie den Eindruck haben, eine angenehme Lautstärke eingestellt zu haben. *Drehen Sie die Lautstärke keinesfalls zu laut auf.* Ihre eigene Stimme kann Ihnen durchaus fremd vorkommen. Das ist nichts Ungewöhnliches. Es hängt zum einen von Art und Dauer Ihres Hörfehlers ab und von dem Hörgerät. Ein ähnlicher Effekt tritt etwa auf, wenn Sie Ihre Stimme noch nie von einem Tonband gehört haben. Sollten Sie sich auch nach einiger Zeit nicht an Ihre Stimme gewöhnen können, sprechen Sie mit dem Hörakustiker darüber. Der Hörgeräte-Hersteller Oticon bietet für Schwerhörige höheren Grades HdO-Hörgeräte an, die den zu starken Fremdeindruck der eigenen Stimme mit einer sogenannten ESD-Schaltung vermindern soll (s. auch S. 124).

## Hörübung 2

### Lauschen auf Geräusche

Lauschen Sie den Geräuschen, denen Sie im Moment ausgesetzt sind. Versuchen Sie sie zu erkennen. Vielleicht können Sie sagen, ob sie von draußen kommen, im Haus oder im Zimmer sind. Versuchen Sie, die Geräusche auch auseinander zu halten. Hören Sie sich selbst? Ihren Atem? Ihre Kleidung, wenn Sie den Arm bewegen?

Hören Sie eine Uhr? Den Straßenverkehr, einen Lastwagen oder einen PKW? Läuft irgendwo eine Maschine?

**Hörübung 3**

**Auf eigene Körpergeräusche achten**

Erzeugen Sie als nächstes selbst Geräusche indem Sie sich bewegen. Achten Sie darauf, was Sie hören.
Stehen Sie auf und gehen durch den Raum. Hören Sie Ihre Tritte? Wie klingt der Boden? Laufen Sie auf Teppich, Holz oder Kunststoff-Boden? Hören Sie Ihre eigenen Bewegungen?

**Hörübung 4**

**Selbst Geräusche erzeugen**

Setzen Sie sich wieder bequem hin. Nehmen Sie die Zeitung und blättern Sie darin. Wie klingt dieses Blättern? Ist es zu laut? Stellen Sie Ihr Hörgerät leiser, wenn Ihnen die Geräusche zu laut werden. Rascheln Sie mit dem Papier, zerschneiden Sie es mit der zurecht-gelegten Schere, zerreißen Sie es langsam, zerknüllen Sie das Pa-pier. Nehmen Sie das Münzgeld und zählen es, klappern Sie damit, lassen Sie es auf den Tisch fallen. Ist es Ihnen zu laut? Stellen Sie Ihre Hörgeräte nach. Wie klingt es, wenn Münzen auf den Boden fallen? Nehmen Sie das Papiergeld und knistern damit. Wie klingt das?

**Hörübung 5**

**Sich selbst laut vorlesen**

Nehmen Sie die Zeitung und lesen Sie sich selbst laut daraus vor, um sich an den veränderten Klang Ihrer Stimme zu gewöhnen.

# Zweiter Teil (3. bis 5. Tag, Hörübung 6–12)

## Leseteil 2

Der zweite Übungsteil enthält ebenfalls Übungen, die alle Hörgeräte-Träger am Anfang üben sollten. Übungen aus dem ersten Teil können Sie beliebig wiederholen, Sie sollten aber diesen Übungsteil in der genannten Reihenfolge ausführen. Wenn Sie alle Übungen gut beherrschen, können Sie auch schon vor dem fünften Tag mit dem dritten Teil beginnen. Es ist aber auch nicht weiter schlimm, wenn Sie mehr Zeit als den genannten Zeitraum für diesen Übungsteil benötigen.

Diese Übungen sind zum Teil mit einem Angehörigen auszuführen. Sollten Sie keinen Übungspartner haben, können Sie die entsprechenden Übungen überspringen. Empfehlenswert ist es, sich an einen Ortsverband des Deutschen Schwerhörigenbundes zu wenden, wo Sie Leidensgenossen finden, mit denen Sie vielleicht diese Übungen gemeinsam machen können (s. auch Anhang 9.2, Teil B).

## Übungsteil 2

### Hörübungen für den 3. bis 5. Tag

*Vorbemerkung:* Tragen Sie Ihre Hörgeräte jetzt regelmäßig bis zu einer Stunde täglich, jedoch immer nur so lange, wie sie Ihnen angenehm sind. Sie müssen nicht während der Tragezeit ständig Übungen machen, sollten aber nach wie vor zu Hause in geschlossenen Räumen bleiben und sich keinem plötzlichen Lärm aussetzen sowie Gespräche mit mehreren Sprechern unbedingt vermeiden.

Zwingen Sie sich nicht zum Tragen, wenn Sie sich nicht mehr konzentrieren können oder müde werden. Legen Sie dann die Hörgeräte ab und üben Sie später weiter. Machen Sie Pausen. Wichtig ist aber, daß Sie regelmäßig täglich üben. Treten Schwierigkeiten beim erstmalig längeren Tragen auf, wie etwa Druckschmerz oder Probleme mit der Handhabung der Geräte, wenden Sie sich gleich an Ihren Hörakustiker.

## Hörübung 6

### Einer ruhigen Tätigkeit nachgehen

Gehen Sie einer ruhigen Tätigkeit nach, ohne daß Sie dabei mit einer anderen Person sprechen müssen. Sie sollten während der Übung auch keine Telefongespräche annehmen müssen. Gehen Sie in Ihrer Wohnung herum und achten Sie darauf, welche Geräusche Sie wahrnehmen können. Versuchen Sie auszumachen, um welche Geräusche es sich handelt und woher sie kommen können. Hören Sie Stimmen oder Gespräche, sollten Sie sich nicht bemühen, diese verstehen zu wollen. Lesen Sie Zeitung oder schreiben Sie zum Beispiel einen Brief. Schließen Sie auch einmal die Augen und achten Sie darauf, was Sie jetzt hören. Erraten Sie ein Geräusch und gehen Sie zur Geräuschquelle.

## Hörübung 7

### Erraten von Geräuschen

Bitten Sie einen Angehörigen verschiedene Geräusche zu erzeugen. Schließen Sie die Augen und erraten Sie, um welches Geräusch es sich handelt. Die Wahl der Geräusche sollte aus dem täglichen Leben gegriffen sein, so etwa ...

- Öffnen und Schließen der Tür
- mit den Füßen auf den Boden Treten oder auch Scharren
- Zerknüllen oder Zerreißen von Papier
- Zuklappen eines Buches, Schließen eines Gefäßes
- Anzünden eines Streichholzes
- Zählen von Geld
- verschiedene Gegenstände (Münzen, Besteck, Papier-Block usw.) auf verschiedene Unterlagen (Tisch, Fußboden usw.) legen oder fallen lassen.

**Hörübung 8**

**Telefonieren mit Ansagedienst**

Telefonieren Sie, in dem Sie eine Nummer des telefonischen Ansagedienstes der Post wählen. Achten Sie darauf, daß während des Telefonierens keine lärmenden Geräusche Sie irritieren. Halten Sie den Telefonhörer so, wie es Ihnen der Hörakustiker gezeigt hat. Das Hörgerät muß möglicherweise auf «T» gestellt werden. Prüfen Sie zunächst am Dauerton, ob Sie laut genug hören. Wählen Sie dann eine Nummer des Ansagedienstes, die Sie Ihrem örtlichen Telefonbuch entnehmen können; so zum Beispiel 1191 für die Zeitansage, 1165 die Nachrichten vom Tage oder 1155 für die lokalen Nachrichten.

**Hörübung 9**

**Telefonieren mit einer bekannten Person**

Telefonieren Sie mit einer Person, die Sie gut kennen. (Wie unter 8 verfahren)
Sollten Sie nicht zurechtkommen, sprechen Sie mit Ihrem Hörakustiker.

**Hörübung 10**

**Gespräch mit _einem_ Angehörigen in ruhiger Umgebung**

Sprechen Sie mit **einem** Familien-Angehörigen oder einer bekannten Person in ruhiger Umgebung.
Wenn Sie sich unterhalten, achten Sie darauf, daß das Gesicht Ihres Gesprächspartners gut zu sehen ist. Der oder die Angehörige sollte in normalem Ton, nicht zu schnell und vor allem deutlich artikuliert sprechen. Lassen Sie sich auch etwas vorlesen.

## Hörübung 11

### Allein Fernsehen oder Radiohören in ruhiger Umgebung

Wenn Sie fernsehen, wählen Sie vorerst Sendungen aus, bei denen die Mundbewegungen des Sprechers gut zu sehen sind; so etwa Nachrichtensendungen. Schauen Sie keine Spielfilme, ausländische oder synchronisierte Sendungen.
Wie Sie vorgehen sollten:
Stellen Sie Ihre Hörgeräte zunächst in gewohnter Lautstärke (nach Ihrer Stimme zum Beispiel) ein. Schalten Sie Fernsehen oder Radio so ein, daß Sie die Sprache gut verstehen.
Die Zeit anfänglichen Fernsehens oder Radiohörens mit Hörgeräten sollte etwa 15 Minuten betragen.
Wenn Sie nicht zurechtkommen, wenden Sie sich an Ihren Hörakustiker.

## Hörübung 12

### Gezieltes Erzeugen und Hören von lauten Geräuschen

Erzeugen Sie zunächst selber Geräusche, die laut sind; so etwa Schlüssel- oder Tellerklappern, Türenschlagen, Toiletten-Spülung oder ähnliches.
Sollten die Geräusche zu laut sein, stellen Sie Ihr Hörgerät leiser.

### – Wichtig –

Ihre Hörgeräte sollten auch dann nicht unangenehm oder gar schmerzhaft laut werden, wenn Sie die Lautstärke für ein «normal lautes» Gespräch eingestellt haben und gut verstehen. Bei dieser Lautstärke dürfen die Hörgeräte Ihnen auch bei einem plötzlichen lauten Ereignis, etwa dem Zuschlagen einer Tür, keinesfalls Schmerzen bereiten. Sollte dies der Fall sein, müssen Sie unbedingt darüber mit Ihrem Hörakustiker sprechen. Führen Sie dann die folgenden Übungen *nicht* aus.

Werden Ihre Hörgeräte nicht zu laut, öffnen Sie das Fenster zum Beispiel zu einer Straßenseite hin und achten Sie auf Geräusche, die Sie von draußen hören. Versuchen Sie die Geräusche im einzelnen zu erkennen und auszumachen, woher sie kommen (zum Beispiel Motorrad von rechts, PKW von ferne usw.). Probieren Sie aus, wie Ihre Hörgeräte auf Lärm reagieren.

## Dritter Teil (ab. 6. Tag, Hörübung 13–18)

### Leseteil 3

*Dieser Übungs-Teil kann besonders für Hörbehinderte zu schwer sein, die auch mit Hörgeräten rechts und links sehr unterschiedlich hören und verstehen oder hochgradig schwerhörig sind.*
*Besprechen Sie die Hörübungen unbedingt vorher mit Ihrem Hörakustiker, der Ihnen sagt, welche Übungen in Ihrem Fall gut sind und welche Sie nicht üben sollten.*
Der dritte Übungsteil enthält je nach Art Ihres Hörfehlers Übungen, die (noch) zu schwer sein können. Sie sollten sich keinesfalls dabei überfordern und gegebenenfalls Übungen, die Ihnen nicht gelingen, überspringen. Machen Sie sich Notizen und besprechen Sie solche Übungen mit dem Hörakustiker. Versuchen Sie, möglichst Übungen mit Ihren Angehörigen zu arrangieren. Die Übungen sind besonders dann wichtig, wenn Sie im Alltag häufiger in vergleichbare Situationen kommen.
Die Hörübungen sind nur empfehlenswert, wenn Sie alle vorgenannten Übungen wirklich ausgeführt haben, da diese das bewußte Hören trainieren. Die besten Hörgeräte sind nur die Hälfte wert, wenn Sie zu schnell mit schwierigen Übungen beginnen; das führt dazu, daß Sie enttäuscht sind.

### – Wichtig –

Für Hörgeräte-Träger, die beidohrig nicht gleich gut hören, sind die folgenden Übungen nicht zu empfehlen.

**Übungsteil 3**

**Hörübungen ab dem 6. Tag**

*Vorbemerkung:* Verlängern Sie die tägliche Tragezeit nun zunehmend. Tragen Sie die Hörgeräte, sofern notwendig, auch draußen. Binden Sie das Tragen der Geräte allmählich mehr und mehr in Ihren Alltag ein, ohne sich jedoch zu überfordern. Halten Sie ruhig Trage-Pausen ein, tragen Sie die Geräte jedoch regelmäßig. Geräuschvolle Situationen sollten nicht zu oft auftreten und vor allem keine Schmerzen verursachen – *Gewöhnung an unangenehmen oder schmerzhaften Lärm gibt es nicht.* Sprechen Sie über ein Hörtraining mit dem Hörakustiker. Die kommenden Hörübungen sind zunehmend Alltags-Situationen angepaßt und insofern keine Hörübungen im engeren Sinne mehr.

**Hörübung 13**

**Gespräch mit einer Person in geräuschvoller Umgebung**

Unterhalten Sie sich mit einem Angehörigen, der direkt zu Ihnen sprechen soll. Achten Sie unbedingt darauf, daß die Mundbewegungen gut sichtbar sind und er oder sie im Licht sitzt. Als Geräuschkulisse können Sie das Fenster öffnen oder, falls es draußen sehr still ist, zusätzlich Fernsehen oder Radio einschalten. Die Geräuschquelle sollte jedoch nicht zu laut sein und sich nicht zwischen Ihnen und Ihrem Gesprächspartner befinden. Ihr Partner soll nicht mehr als etwa 1 Meter von Ihnen entfernt sein. Unterhalten Sie sich oder lassen Sie sich etwas vorlesen. Gestalten Sie die Situation nicht zu schwer. Sie können die Hörsituation erleichtern, in dem Sie die Geräuschquelle leiser stellen oder der Sprecher näher kommt. Ist die Übung zu leicht, können Sie sie auch erschweren, in dem sich der Sprecher vom Hörgeräte-Träger entfernt. Das «Nebengeräusch» sollte dabei eher leiser sein.

**Hörübung 14**

**Gespräch mit einer Person in ruhiger Umgebung bei unterschiedlicher Richtung und Entfernung**

Unterhalten Sie sich nun mit Ihrem Angehörigen, ohne daß Sie ihn sehen. Dabei sollte dieser zunächst aus näherer Entfernung sprechen, ohne daß laute Geräusche stören. Der Angehörige kann sich zunehmend entfernen und die Richtung, aus der er spricht, ändern. Verstehen Sie nichts mehr, soll der Angehörige sich wieder nähern. Er sollte sich Ihnen stets zuwenden, auch wenn er nicht im Blickfeld ist. Der Angehörige kann das Gesprächsthema auch einmal unvermittelt wechseln.

**Hörübung 15**

**Gespräch mit zwei oder drei bekannten Personen**

Die Angehörigen sollten wissen, daß Sie Hörgeräte-Träger sind. Wichtig bei einer Unterhaltung ist, daß der Raum hell genug ist und Sie als Hörgeräte-Träger die Mundbewegungen gut beobachten können. Die Angehörigen sollten, während sie sprechen, zu Ihnen hingewendet sein.

**Hörübung 16**

**Fernsehen zusammen mit Angehörigen**

Diese Hörübung ist oft schwierig. Es ist durchaus möglich, daß Sie nicht zurechtkommen, sicher dann, wenn Sie nur auf einem Ohr hören. Wichtig ist, daß der Sprecher nicht zu weit weg ist, Sie von Ihrer «guten» Seite anspricht und die Geräusche nicht zu laut sind. Auch das Verstellen der Lautstärke des Hörgerätes kann durchaus Schwierigkeiten bereiten, wenn das Nutzsignal, zum Beispiel der Fernsehton, zu schwach ist und Sie nichts verstehen, weil zu viel

«Nebengeräusche» da sind. Sind Sie häufiger solchen Situationen ausgesetzt, sollten Sie den Kauf eines Zusatzgerätes erwägen (zum Beispiel einen Überblend-Regler; s. S. 116).

### Hörübung 17

#### Gespräch mit einer unbekannten Person in geräuschvoller Umgebung

Diese Hörsituation ist je nach Lärmart, Lautstärke, Hörfehler, Aussprache der Person und den Licht-Verhältnissen sehr schwierig. Die Grenzen Ihres Hörgerätes können hier überschritten sein. Sie sollten darauf achten, eine solche Situation möglichst günstig für sich zu gestalten: zum Beispiel sollte die Person wissen, daß Sie schlecht hören und sich darauf einstellen. Hörgeräte mit Lärm-Schalter sollten Sie auf die Lärm-Position stellen.

### Hörübung 18

#### Gespräch mit mehreren Personen in geräuschvoller Umgebung

Hörsituationen dieser Art können sich vorfinden bei Stammtisch, Konferenz, Theater, Kirche, Kino, Vortrag, Gericht usw. Die Kommunikation an diesen Orten ist für Hörbehinderte besonders ohne Hilfsmittel, wie Zusatzgeräte, kaum zu bewältigen und selbst für normal Hörende schwierig. Wenn Sie nur leicht schwerhörig sind, können Sie solche Situationen möglicherweise meistern. Das hängt aber sicher auch von Ihrer körperlichen, geistigen und seelischen Verfassung ab; so dürften Prüfungs-Situationen die Lage noch erheblich schwieriger gestalten.

#### Abschließende Anmerkung zu den Hörübungen

Eine Zeit der Gewöhnung an die Hörgeräte ist für jeden Hörgeräte-Träger stets erforderlich. Wie lange sie ist, kann sehr unterschiedlich sein: wenige Tage, meist mehrere Wochen, aber auch Monate.

Nur Sie allein können nach der Zeit der Eingewöhnung abwägen, wann Ihre Hörgeräte hilfreich sind, wann Sie Ihre Hörgeräte nicht tragen sollten oder auch, welche schwierigen Situationen Sie meiden sollten. Als Beispiel sei hier ein sehr lauter Arbeitsplatz genannt, bei dem vom Tragen des Gerätes abzuraten ist. Innenohr-Schwerhörige sind gegen Lärm oft empfindlicher als normal Hörende. Lärm am Arbeitsplatz sollten Innenohr-Schwerhörige möglichst meiden.

Die Grenzen von Hörgeräten können sicher durch ein dauerhaftes Hörtraining und mittels Hörtaktik (s. Abschnitt 6.4 und 6.6) erweitert werden. Trotzdem dürfen Sie nicht zu viel erwarten.

Wichtig ist, daß Sie Hörgeräte nicht allein zum Zwecke des Fernsehens tragen. Auch wenn Sie zunächst nicht einsehen können, wie bedeutsam das bewußte Hörenlernen mit Hörgeräten gerade am Anfang ist, so werden Sie nach einem Training sicher mehr von Ihren Hörgeräten profitieren können.

# 9. Anhang

## 9.1 Lautunterscheidungs-Übungen für das Hörtraining mit ein- und zweisilbigen Wort-Paaren verschiedener Buchstaben-Kombinationen im Anlaut

Bitte beachten Sie zuerst die Hinweise auf Seite 133 (in Kap. 6.4.2)

\* schwieriger zu unterscheiden, da beide Anlaute in der gleichen Lautgruppe sind
\*\* schwieriger zu unterscheiden, da beide Anlaute durch Mund-Absehen nur ganz wenig differieren

### B–D*

| Becken | bürsten | Buden | Baß | Bier |
|--------|---------|-------|-----|------|
| decken | dürsten | Duden | daß | dir |

### B–G*

| brauen | beizen | Bast | Bier | brav |
|--------|--------|------|------|------|
| Grauen | geizen | Gast | Gier | Graf |

### B–P

| backen | bellen | binnen | Bast | Bier |
|--------|--------|--------|------|------|
| packen | pellen | pinnen | paßt | Pier |

### B–M

| Backe | Bitte | Bast | Bier | Bild |
|-------|-------|------|------|------|
| Macke | Mitte | Mast | mir | mild |

### P–M

| Peter | Penner | Pier | Pop | Post |
|-------|--------|------|-----|------|
| Meter | Männer | mir | Mop | Most |

### P–T*

| Panne | Paste | Pore | prost | Prunk |
|-------|-------|------|-------|-------|
| Tanne | Taste | Tore | Trost | Trunk |

### F–T

| | | | | |
|---|---|---|---|---|
| fasten | fummeln | Fee | Fisch | Fracht |
| tasten | tummeln | Tee | Tisch | Tracht |

### W–F

| | | | | |
|---|---|---|---|---|
| wischen | wach | Wahl | Weile | wund |
| fischen | Fach | fahl | Feile | Fund |

### F–Pf

| | | | | |
|---|---|---|---|---|
| fahl | fegen | Feile | fad | Frau |
| Pfahl | pflegen | Pfeile | Pfad | Pfau |

### F–S*

| | | | | |
|---|---|---|---|---|
| fegen | Fetzen | Finne | Fohlen | fein |
| sägen | setzen | Sinne | Sohlen | sein |

### F–Sch*

| | | | | |
|---|---|---|---|---|
| Faden | fehlen | fummeln | flau | Föhn |
| Schaden | schälen | schummeln | schlau | schön |

### S–Sch*

| | | | | |
|---|---|---|---|---|
| Socken | Suppe | sacht | Sein | Sicht |
| schocken | Schuppe | Schacht | Schein | Schicht |

### S–Z

| | | | | |
|---|---|---|---|---|
| sauber | sehen | Sinne | Saal | Sucht |
| Zauber | Zehen | Zinne | Zahl | Zucht |

### W–L

| | | | | |
|---|---|---|---|---|
| wärmen | wallen | wecken | wieder | wohnen |
| lärmen | lallen | lecken | Lieder | lohnen |

### K–P*

| | | | | |
|---|---|---|---|---|
| Kenner | Klage | kein | Kelle | Kost |
| Penner | Plage | Pein | Pelle | Post |

### G–K

| Gäule | glauben | gönnen | graulen | Gunst |
|-------|---------|--------|---------|-------|
| Keule | klauben | können | kraulen | Kunst |

### D–T**

| Deo  | der  | dir  | dick | dran |
|------|------|------|------|------|
| Theo | Teer | Tier | Tick | Tran |

### D–N**

| decken | dutzen | daß | doch | dur |
|--------|--------|-----|------|-----|
| necken | nutzen | naß | noch | nur |

### M–N*

| Madel | Magen | Mieder | mein | Mut |
|-------|-------|--------|------|-----|
| Nadel | nagen | nieder | nein | Nut |

### B–W

| baden | Bach | Band | Bild | bunt |
|-------|------|------|------|------|
| Waden | wach | Wand | Wild | wund |

### St–Sp

| starren | stechen | streicheln | Stuten | stur |
|---------|---------|------------|--------|------|
| Sparren | sprechen | speicheln | sputen | Spur |

## 9.2 Anschriftenverzeichnis

Erläuterung: Die Abkürzung «ST» vor einer Telefon-Nummer bedeutet Schreib-telefon

**Teil A:  Information über Hören, Hörbehinderung, Hörgeräte und Anlaufstellen**

1. Audio-Infothek e. V. (AIT)
   35037 Marburg/Lahn, Schuhmarkt 4
   Informations-Sammelstelle über Hören und Hörbehinderung

2. Bruckhoff, Henning (Hörgeräte-Akustiker-Meister)
   in Bruckhoff-Apparatebau GmbH
   30159 Hannover, Brüderstr. 7–8
   Problem-Lösungen für Rückkopplung bei Hörgeräten (z. B. sogenannte Tan-dem-Ohrpaßstücke für HdO-Geräte)

3. Deutsches Grünes Kreuz (DGK), Sektion Gutes Hören
   35037 Marburg/Lahn, Schuhmarkt 4
   Tel. 0 64 21 / 29 30
   Vorbeugung von Hörschäden

4. Festival des Hörens e. V.
   91054 Erlangen, Palais Stutterheim, Marktplatz 1
   Tel. 09 31 / 2 20 76, 2 20 77, Fax 09 31 / 2 20 78
   Informationen über Hören, Hörgeräte

5. Hörberatungs- und Informationszentrum (HörBIZ) Berlin
   14059 Berlin, Sophie-Charlotten-Str. 23 A
   Tel., auch St 0 30 / 3 21 66 27
   Anlaufstelle und Informationen für Hörbehinderte

6. Hörberatungs- und Informationszentrum (HörBIZ) Hamburg
   22081 Hamburg, Wagnerstr. 42
   Tel., auch ST 0 40 / 29 16 05
   Anlaufstelle und Informationen für Hörbehinderte

**Teil B: Selbsthilfe – Organisationen und Erfahrungsaustausch Betroffener**

7. Deutscher Schwerhörigenbund
   Bundesverband der Schwerhörigen und Ertaubten e. V. (DSB)
   Geschäftstelle – Technik-Kommission:
   10117 Berlin, Schifferbauerdamm 13
   Tel., auch ST 0 30 / 22 52 23 60
   Sozialwerk:
   22081 Hamburg, Wagnerstr. 42
   Tel., auch ST 0 40 / 29 16 05, Fax 0 40 / 2 99 72 65

8. Deutscher Gehörlosen-Bund e. V.
   24768 Rendsburg, Paradeplatz 3

9. Arbeitsgemeinschaft der Selbsthilfe-Gruppen im Deutschen Schwerhörigenbund
   Uwe Fuhrmann
   30655 Hannover, Zieglerhof 6

10. Bundesgemeinschaft hörbehinderter Studenten und Absolventen e. V.
    (BHSA)
    Andreas Kammerbauer
    65239 Hochheim am Main, Hinter der Hochstätte 2 A
    Tel., auch ST 0 61 46 / 79 58

11. Bundesgemeinschaft der Eltern und Freunde schwerhöriger Kinder e. V.
    22397 Hamburg, Pirolkamp 18
    Tel. 0 40 / 6 07 03 44, Fax 0 40 / 6 07 23 61

12. Bundesverband zur Förderung von Rehabilitation, Selbsthilfe-Gruppen und
    Nachsorge Hörgeschädigter, Rendsburg (BFRH)
    24768 Rendsburg, Paradeplatz 3

13. Deutsche Gesellschaft zur Förderung der Gehörlosen und Schwerhörigen
    e. V.
    80687 München, Veit-Stoß-Str. 14

14. Deutscher Wohlfahrtsverband für Gehör- und Sprachgeschädigte e. V.
    69120 Heidelberg, Quinckestr. 72

15. Deutsche Tinnitus-Liga (DTL) e. V.
    42369 Wuppertal, Erbschlöerstr. 22
    Tel. 02 02 / 46 45 84

**Teil C: Öffentliche Einrichtungen der Wiedereingliederung Hörbehinderter**

16. Deutscher Paritätischer Wohlfahrtsverband (DPWV)
    Fortbildungswerk, Gawan Vogel
    60528 Frankfurt/M., Heinrich-Hoffmann-Str. 3
    Veranstalter 12–16tägiger Abseh- und Sprachheilpflege-Kurse – auch an die
    Ortsverbände des DSB (Auskunft s. Adresse Nr. 7) wenden

17. Diakonisches Werk in Kurhessen-Waldeck, Müttergenesung
    34117 Kassel, Seidlerstr. 4
    Tel. 05 61 / 78 87-2 27
    Mütterkurheim in Bad Orb; Kuren für schwerhörige und ertaubte Mütter

18. Institut für berufsbegleitende Aus- und Fortbildung (IBAF) des Diakonischen
    Werkes Schleswig-Holstein
    Reha-Zentrum für Hörgeschädigte
    24768 Rendsburg, Paradeplatz 3
    Tel. u. ST 0 43 31 / 58 97-0
    – Rehabilitation für Ertaubte und Schwerhörige
    – Rehabilitation für Gehörlose

19. Wittgensteiner Kuranstalt GmbH
    Baumrainklinik Bad Berleburg
    – Rehabilitation für Hörgeschädigte –
    Kurhaus
    57319 Bad Berleburg
    Tel. 0 27 51 / 24 74
    – Psychotherapeutische Kur für Hörgeschädigte und Tinnitus-Leidende in
    Bad Berleburg

**Teil D: Seelsorge**

20. Deutsche Arbeitsgemeinschaft für evangelische Gehörlosenseelsorge e. V.
    35428 Langgöns, Birkenstr. 23

21. Arbeitsgemeischaft für evangelische Schwerhörigenseelsorge
    Pastor Dr. Dietrich Gewalt
    22297 Hamburg, Alsterdorfer Str. 299
    Tel. 0 40 / 5 11 85 15

22. Arbeitsstelle Behinderten-Seelsorge der Deutschen Bischofskonferenz und Arbeitsgemeinschaft der katholischen Gehörlosenseelsorger Deutschlands
52351 Düren, Goebenplatz 7
Tel. 0 24 21 / 3 32 52

**Teil E:   Fachverbände verschiedener, an der Hörgeräte-Versorgung beteiligter Richtungen**

23. Bundesinnung der Hörgeräte-Akustiker (KdÖR)
Zentralfachverband für das Hörgeräte-Akustiker-Handwerk
55118 Mainz, Obere Kreuzstr. 12

24. Deutscher Berufsverband der Hals-Nasen-Ohrenärzte e. V.
24534 Neumünster, Mühlenhof 2–4

**Teil F:   Informationen über Zusatzgeräte**
(Die folgende Liste nennt nur Beispiele von Hersteller-Anschriften; Zusatzgeräte und Informationen darüber sind in der Regel über den Fachhandel für Hörgeräte-Akustik erhältlich)

25. Akusta – Hörgerätezubehör
Heinz Röber
79379 Müllheim, Zienkener Str. 6
(Stofftaschen nach Maß für Taschengeräte, Induktionskissen und Induktionskragen)

26. Bezet-Werk Hermann Buchholz GmbH
12309 Berlin, Königsteinstr. 26–29
(Zusatzgeräte, die akustische in optische Signale wandelt z. B. Telefon, Türklingel usf.)

27. HEBA – Otoplastik
63853 Mömlingen
(Elektrischer Wärmebeutel zum Trocknen von Hörgeräten)

28. Humantechnik GmbH
Gesellschaft zur Humanisierung der Lebens- und Arbeitswelt
79576 Weil a. Rhein, Käppelinstr. 10
(Zusatzgeräte, die akustische in Licht- oder Vibrations-Signale wandelt – z. B. bei Telefon, Türklingel usf., Schreibtelefone)

29. Ruma Apparatebau GmbH
    Ladegeräte
    71106 Magstadt, Fabrikstr. 12
    (Elektronische Ladegeräte für Hörgeräte-Akkus)

30. Sennheiser electronic KG
    30900 Wedemark
    (Drahtlose und drahtgebundene Zusatzgeräte mit Anschluß an Hörgeräte)

**Teil G: Zeitschriften**

31. DSB-Report (zweimonatlich)
    median-verlag
    69029 Heidelberg, Postfach 10 39 64

32. hörgeschädigte kinder (vierteljährlich)
    Verlag hörgeschädigte kinder
    22605 Hamburg, Bernadottestr. 126

33. Deutsche Gehörlosen-Zeitung (DGZ)
    (monatlich) ·
    45130 Essen, Adolfstr. 3

# 9.3 Quellenverzeichnis

## Texte

1. Bundesausschuß der Ärzte und Krankenkassen. Teil F: Hörhilfen. Richtlinien des Bundesausschusses der Ärzte und Krankenkassen über die Verordnung von Heilmitteln und Hilfsmitteln in der kassenärztlichen und vertragsärztlichen Versorgung (Heil- und Hilfsmittel-Richtlinien) – in der geänderten Fassung von 17. Juni 1992 –. Bundesanzeiger 44.183b (Anhang 2 in Beilage vom 29. Sept. 1992): 18.
2. Richtlinien über die Zusammenarbeit von Fachärzten für HNO und Hörgeräte-Akustikern bei der Verordnung und Anpassung von Hörgeräten bei Geers, V. et al.: Technische Hilfe bei der Rehabilitation Hörgeschädigter. Berlin–Heidelberg–New York: Springer. Heidelberg: Stiftung Rehabilitation, 1980.

## Bibliographie

3. Alich, G., Zur Erkennbarkeit von Sprachgestalten beim Absehen vom Munde. Diss. Bonn, 1960.
4. Alich, G., *Hörtraining für Erwachsene.* Akustimed (Hg.). Dortmund, 1979.
5. Beckmann, G., A. Schilling: Hörtraining: Geschichte, Voraussetzung, Methodik und Aussichten bei Kindern und Erwachsenen. *Zwanglose Abhandlungen aus dem Gebiet der HNO-Heilkunde.* Heft 4. H. Leicher, R. Mittermaier, G. Theissing (Hg.). Stuttgart: Thieme, 1959.
6. Bienert, H.-D., Grundkenntnisse der Otoplastik. *Einführung in die Hörgeräte-Akustik,* Kap. 8. Heidelberg: Median, ab 1973.
7. Biesalski, P. u. D. Collo, *Hals-Nasen-Ohren-Krankheiten im Kindesalter.* 2., neubearb. Aufl., Stuttgart–New York: Thieme, 1991.
8. Blankenhahn, R., Na, hör mal! *Altenpflege* 14.8 (1989): 479–480.
9. Blankenhahn, R., Hörgeräte-Versorgung im Kindesalter. *Deutsche Krankenpflege-Zeitschrift* 43.7 (1990): 523–525.
10. Blankenhahn, R., Schwerhörige Patienten. *Praxis der Altenpflege.* Schiefele, J., I. Staudt, M. Dach. München–Wien–Baltimore: Urban & Schwarzenberg, 1992: 84–94.
11. Blauert, J., Binaurales Hören. *Reallexikon der Akustik.* M. Rieländer (Hg.). Frankfurt/M.: Bochinsky, 1982. 133.
12. Blauert, J., Hören mit zwei Ohren. Fachvortrag zum 29. Internationalen Hörgeräte-Akustiker Kongreß. Mannheim, 4.10. 1984.
13. Boer, B. de, Die Lebensdauer individuell angepaßter Ohrpaßstücke für Hörgeräte und Gehörschutzstöpsel. *Der Hörgeräte-Akustiker* 19.1 (Jan. 1984): 20–22.

14. Böttinger, M., Soziales Hörvermögen und Hörgeräte-Versorgung: Studie über den Einfluß audiologischer, technischer und sozialer Variablen auf die Effektivität einer Hörgeräteversorgung. Diss. Bonn, 1983.
15. Bohr, M. u. G. Müller, *Hörtraining bei erwachsenen Hörgeräte-Trägern: Vorstellung eines neuen Verfahrens.* Oticon Schriften M6. Oticon (Hg.). Hamburg, 1978.
16. Braband, H., Ausgewählte pädagogische Aspekte der Erwachsenenbildung und ihre Bedeutung für die Arbeit mit Hörgeschädigten. *Pädagogische Hilfen für schwerhörige und ertaubte Erwachsene.* W. H. Claußen u. K. D. Schuck (Hg.). Gesundheitsforschung 179 (Forschungsbericht). Bd. I. Der Bundesminister für Arbeit und Sozialordnung. Bonn, 1989. 158–186.
17. Brinkmann, K., Hörgerät, elektroakustisches. *Reallexikon der Akustik.* M. Rieländer (Hg.). Frankfurt/M.: Bochinsky, 1982. 136.
18. Brinkmann, K., Knochenleitungshörer. *Reallexikon der Akustik.* M. Rieländer (Hg.). Frankfurt/M.: Bochinsky, 1982. 168.
19. David, E., Wie versteht das Gehirn, was es hört? Forum der Wissenschaft. Vortrag auf dem Symposion «Festival des Hörens». Erlangen. BR 2, Wort (Hörfunk): 10.10. 1990, 19.30–20.00 h.
20. Dieroff, H. G. u. W. Meißner, Zum Problem von Inaktivitätserscheinungen einseitiger Hörgeräteversorgung hochgradig Schwerhöriger. *HNO* 37 (1989): 472–476.
21. Diller, G. Zur Notwendigkeit einer auditiv-oralen Erziehung gehörloser Kinder. *Sprache-Stimme-Gehör* 12 (1988): 124–127.
22. Döring, W. H., Sprachverstehen im Störgeräusch bei verschiedenen Hörstörungen. Fachvortrag zum 29. Internationalen Hörgeräte-Akustiker Kongreß, Mannheim, 5.10. 1984.
23. Döring, W. H., ‹Gesellschaftsschwerhörigkeit› – was ist das? (Editorial). *Audiologische Akustik* 29.3 (1990): 74 f.
24. Douglas, G. (Regie), «Ihr sehr Ergebener ...». Amerikanischer Spielfilm 1955. SAT 1: 15.5. 1990, 21.05 h.
25. Duracell (Hg.), *Guide for designers.* Sussex, United Kingdom (Großbritannien) 1983.
26. Eckert, H., Nachfrageschub nach Preisschub: Die Entwicklung des Hörgerätemarktes nach dem Preisstopp vom 22.12. 1981. *Der Hörgeräte-Akustiker* 19.11 (Nov. 1984): 59–66.
27. Ernst, E., K. Osterwald (Dokumentation) Hörakustische Spannungsfelder: 2. Teil. *Hörakustik* 27.3 (März 1992): 26–34.
28. Fengler, J. *Hörgeschädigte Menschen: Beratung, Therapie, Selbsthilfe.* Stuttgart–Berlin–Köln: Kohlhammer, 1990.
29. Fischer, B., *Hilfe für hörgeschädigte Kinder.* Stuttgart: Klett-Cotta, 1977.
30. Ganz, F.-J., *Ohrgeräusche. Tinnitus-Sprechstunde.* Stuttgart: TRIAS Thieme-Hippokrates-Enke, 1989.

31. Geers, V. J., F. Keller, A. Löwe, P. Plath, *Technische Hilfe bei der Rehabilitation Hörgeschädigter*. 2., völlig neubearb. Aufl. Rehabilitation und Prävention 11. Berlin–Heidelberg–New York: Springer. Heidelberg: Stiftung Rehabilitation, 1980.

32. Genuit, K., Simulation des Freifeldes über Kopfhörer zur Untersuchung des räumlichen Hörens und der Sprachverständlichkeit. *Audiologische Akustik* 27. 6 (1988): 202–221.

33. Gerhardt, H.-J. in: *Die Sprechstunde. Werden wir alle einmal taub? – Vom Walkmann zum Hörgerät?*. Fernsehsendung anläßlich des «Festivals des Hörens», Erlangen. BR 3: 25. 9. 1990, 20.45–21.30 h.

34. Greiner, O., Audioeingang und Eurostecker. *Der Hörgeräte-Akustiker* 20. 1 (Jan. 1985): 14–20.

35. Greuel, H., *Viel um die Ohren: Hörsturz, Schwindel, Ohrensausen*. 2. Aufl. Düsseldorf: VDG, 1988.

36. Güttich, H., *Über das Richtungshören*. Mitteilung an den Patienten. Gauting o. J.

37. Hamann, K.-F., W. Schwab, *Schwerhörigkeit: Störungen der zwischenmenschlichen Kommunikation – Ursachen, Diagnose und Behandlung – Hörverbessernde Operationen und Hörgeräteversorgung*. Stuttgart: TRIAS Thieme–Hippokrates–Enke, 1991.

38. Hartmann, H., Wunschkatalog… *Der Hörgeräte-Akustiker* 19. 1 (Jan. 1984): 22.

39. Hartmann, H., in: *«Früh»erkennung? Memorandum zum Stand der Erkennung und Förderung hörgeschädigter Kleinkinder in der Bundesrepublik Deutschland*. Bundesgemeinschaft der Eltern und Freunde schwerhöriger Kinder (Hg.). Hamburg, 1990. 3–4.

40. Hase, U., Verständigung/Hörtaktik. *Pädagogische Hilfen für schwerhörige und ertaubte Erwachsene*. W. H. Claußen u. K. D. Schuck (Hg.). Gesundheitsforschung 179 (Forschungsbericht). Bd. II. Der Bundesminister für Arbeit und Sozialordnung. Bonn, 1989. 11–32.

41. Heese, G., *Die Rehabilitation der Schwerhörigen*. Die Rehabilitation der Entwicklungsgehemmten 2. Hg. G. Heese. München–Basel: Reinhardt, 1962.

42. Heinemann, M., Pädaudiologie, Diagnostik und Hörgeräte-Anpassung. *Audiologische Akustik* 26. 2 (1987): 30–40.

43. Heinemann, M. u. W. H. Döring, Die Anpassung von Hörgeräten. *Technischer Ratgeber für Eltern schwerhöriger Kinder*. Bundesgemeinschaft der Eltern und Freunde schwerhöriger Kinder (Hg.). Hamburg: 1988. 12–15.

44. Hellbrück, J., Strukturelle Veränderungen des Hörfeldes in Abhängigkeit vom Lebensalter. *Zeitschrift für Gerontologie* 21 (1988): 146–149.

45. Hillig, G., Was wissen Sie über das induktive Hören?. *Der Hörgeräte-Akustiker* 20. 6 (Juni 1985): 35–36.

46. Holube, I. u. B. Kollmeier, Ein Fragebogen zur Erfassung des subjektiven Hörvermögens: Erstellung der Fragen und Beziehung zum Tonschwellenaudiogramm. *Audiologische Akustik* 30. 2 (1991): 48–64.

47. Hüttenbrink, K.-B., Die Cochlea-Schädigung durch Mittelohr-Operation. *Laryngo-Rhinol-Otol.* 70 (1991): 66–71.

48. Hviid, J., Die Freiheit, behindert zu sein. *Hörbehindert: Wie Schwerhörige ihre Alltagsprobleme meistern.* S. Vognsen. Heidelberg: Median, 1976. 57–59.

49. Isstas, M., Die Normalität der Schwerhörigkeit: 1. Teil. *DSB-Report* 10. 2. (März/April 1988): 11–13.

50. Isstas, M., Die Normalität der Schwerhörigkeit: 2. Teil. *DSB-Report* 10. 3. (Mai/Juni 1988): 32–33.

51. Jacobs, D., Spannungsverhältnis mit Pfiff: Wie reagiert ein Hörgerät auf Batteriespannung?. *Hörgeschädigtenpädagogik* 45. 2 (April 1991): 93–99.

52. Kapteyn, T. S., Satisfaction with fitted Hearing Aids: I. An Analysis of Technical Information. *Scand. Audiology* 6 (1977): 147–156.

53. Keidel, W. D., Geklärtes und Ungeklärtes in der Physiologie des Hörens. Eröffnungs-Fachvortrag zum 29. Internationalen Hörgeräte-Akustiker-Kongreß, Mannheim, 4. 10. 1984.

54. Keidel, W. D., Das Phänomen des Hörens: Ein interdisziplinärer Diskurs. Forum der Wissenschaft. Eröffnungsvortrag des Symposions ‹Festival des Hörens›, Erlangen. BR 2 (Hörfunk): 9. 10. 1990, 19.30–20.00 h.

55. Keller, F., Audiometrische Technik. *Technische Hilfe bei der Rehabilitation Hörgeschädigter.* V. J. Geers, F. Keller, A. Löwe, P. Plath. Rehabilitation und Prävention 11. Berlin–Heidelberg–New York: Springer. Heidelberg: Stiftung Rehabilitation, 1980. 7–41.

56. Keller, F., Hörgeräte. *Technische Hilfe bei der Rehabilitation Hörgeschädigter.* V. J. Geers, F. Keller, A. Löwe, P. Plath. Rehabilitation und Prävention 11. Berlin–Heidelberg–New York: Springer. Heidelberg: Stiftung Rehabilitation, 1980. 42–66.

57. Keller, F., Hörgerätanpassung. *Technische Hilfe bei der Rehabilitation Hörgeschädigter.* V. J. Geers, F. Keller, A. Löwe, P. Plath. Rehabilitation und Prävention 11. Berlin–Heidelberg–New York: Springer. Heidelberg: Stiftung Rehabilitation, 1980. 97–153.

58. Keller, F., Hörgerät und technische Hilfsmittel – Möglichkeiten und Grenzen. *Hörakustik* 24. 7 (Juli 1989): 2–13.

59. Kiefer-Paehlke, H., Schwerhörigkeit und ihre Auswirkungen aus der Sicht des Betroffenen. *Hörgeschädigten-Pädagogik. Beiheft 23: Schwerhörigkeit: Probleme der Identität.* Kruse, M. u. H. Kiefer-Paehlke. Heidelberg: Groos, 1988. 87–134.

60. Kiehne, H.-A., Batterieentsorgung und Batterierecycling. Vortrag zum 7. Internationalen Technischen Symposium. München, 21./22. März 1991.

61. Kiehne, H.-A., Umweltschonendere Batteriesysteme finden ihren Platz im Markt. *Handelsblatt – Technische Linie* 160 (21. Aug. 1991): 21.
62. Kießling, J., Beschallung tut not – aber bitte in adäquater Weise. *Audiologische Akustik* 30. 1 (1991): 2–3.
63. Kießling, J., Entwöhnungserscheinungen auf dem unversorgten Ohr bei Monauralversorgung. *Hörakustik* 26. 5 (Mai 1991): 5–10.
64. Kießling, J., H. von Wedel, Die Zukunft der Hörgeräte-Versorgung. *Audiologische Akustik* 27. 3 (1988): 82–91.
65. Koch, U., Grenzen der operativen Hörverbesserung – Indikation zur Hörgeräte-Anpassung. Eröffnungs-Fachvortrag zum 33. Internationalen Hörgeräte-Akustiker-Kongreß, Hamburg, 13. 10. 1988.
66. Kühnemann, A.-K., *Die Sprechstunde: Werden wir alle einmal taub? – Vom Walkman zum Hörgerät?*. Fernsehsendung anläßlich des „Festival des Hörens", Erlangen, BR 3: 25. 9. 1990, 20.45–21.30 h.
67. Kuhl, W., Räumlichkeit. *Reallexikon der Akustik*. M. Rieländer (Hg.). Frankfurt/M.: Bochinsky, 1982. 270.
68. Kruse, E., Effektive Früherfassung angeborener und frühkindlicher Hörstörungen. *Audiologische Akustik* 28. 5 (1989): 170–186.
69. Kumpf, W., Der optimale Zeitpunkt für eine Hörgeräteversorgung. Statement zum 2. Kongreß der Sektion ‹Gutes Hören› im Deutschen Grünen Kreuz, München, 9. 11. 1984. Deutsches Grünes Kreuz (Hg.), Marburg, 1984.
70. Lehnhardt, E., Zur Fragwürdigkeit des Begriffs ‹Altersschwerhörigkeit›. *HNO* 26 (1978): 406–413.
71. Lehnhardt, E., Die Schwerhörigkeit im Alter. *Der Hörgeräte-Akustiker* 15.5 (Mai 1980): 2–5.
72. Leitner, H., Hörgeräteversorgt, und was nun?. *Audiologische Akustik* 28. 4 (1989): 126–127.
73. Lindner, G., *Grundlagen der pädagogischen Audiologie*. K. P. Becker u. P. Voigt (Hg.). 3. bearb. Aufl. Beiträge zum Sonderschulwesen und zur Rehabilitationspädagogik 15. Berlin: Volk und Gesundheit, 1981.
74. Löwe, A., Die pädagogische Rehabilitation Schwerhöriger und Spätertaubter im Erwachsenenalter. *Technische Hilfe bei der Rehabilitation Hörgeschädigter*. V. J. Geers, F. Keller, A. Löwe, P. Plath. Rehabilitation und Prävention 11. Berlin–Heidelberg–New York: Springer. Heidelberg: Stiftung Rehabilitation, 1980. 157–165.
75. Löwe, A., Technische Hilfen für die auditive und visuelle Wahrnehmung von Lautsprache. *hörgeschädigte kinder* 28. 1 (1991): 6–12.
76. Maas, R. E. H., Im Blickpunkt – Im-Ohr-Geräte. *hörgeschädigte kinder* 27. 2 (1990): 90–95.
77. Merbeck, G., Schwerhörigkeit und Ertaubung als Behinderung – Prognostisches für heute und morgen. *Hörakustik* 24. 11 (Nov. 1989): 41–45.
78. Mohrbacher, St. C., Hilfen jenseits des Hörgerätes. *Der Hörgeräte-Akustiker* 20. 4 (Apr. 1985): 46.

79. Moser, L. M., Der Staffellauf (Editorial). *Audiologische Akustik* 26. 4 (1987): 86–88.
80. Moser, L. M., Die akustische Umwelt des Hörgerätes. *Hörakustik* 24. 2 (Feb. 1989): 27–31.
81. Niemeyer, W., Psychologische Aspekte der Hörgeräteversorgung. *Zeitschrift für Hörgeräte-Akustik.* 12 (1973): 70–87.
82. Niemeyer, W., Verordnung und Anpassung von Hörapparaten. *Hals-Nasen-Ohren-Heilkunde in Praxis und Klinik.* J. Berendes, R. Link, F. Zöllner (Hg.). Bd. 6. Ohr II. Stuttgart: Thieme, 1980. 47.1–47.61.
83. Niemeyer, W. in: *Die Sprechstunde: Hören 2. Teil.* Fernsehsendung anläßlich der Aktionswoche „Besser Hören" vom Deutschen Grünen Kreuz, Marburg. BR 3: 14. 9. 1982, 20.45–21.30 h.
84. Pelkofer, K., *Lehren und Lernen bei Kindern mit Hörproblemen.* Behindertenhilfe durch Erziehung, Unterricht und Therapie 11. O. Speck (Hg.). München–Basel: Reinhardt, 1980.
85. Petersen, A., Absehen. *Pädagogische Hilfen für schwerhörige und ertaubte Erwachsene.* W. H. Claußen u. K. D. Schuck (Hg.). Gesundheitsforschung 179 (Forschungsbericht). Bd. II. Der Bundesminister für Arbeit und Sozialordnung. Bonn, 1989. 33–89.
86. Petry, G., *Ansatzpunkte und Möglichkeiten einer Regelversorgung bei Hörgeräten.* Expertise im Auftrag des Bundesministeriums für Arbeit und Sozialordnung. Deutsche Forschungs- und Versuchsanstalt für Luft- und Raumfahrt e. V. (Hg.). Köln, 1985.
87. Piel, P. in: J. Fengler, *Hörgeschädigte Menschen: Beratung, Therapie, Selbsthilfe.* Stuttgart–Berlin–Köln: Kohlhammer, 1990. 51–52.
88. Pistor, W., Die Bedeutung der Phase in der Hörgeräte-Akustik. *Audiologische Akustik* 26. 3 (1987): 60–65.
89. Plath, P., Hörgeräte-Anpassung. *Einführung in die Hörgeräte-Akustik,* Kap. 7. Heidelberg: Median, ab 1973.
90. Plath. P., Der Einfluß des Alterns auf das Sprachverständnis. *Zeitschrift für Hörgeräte-Akustik.* 13 (1974): 2–10.
91. Plath. P., Die Hörgeräte-Versorgung beginnt mit der Anpassung – und was dann? Zum Problem der Hörgewöhnung und des Hörtrainings. *Audio-Technik* 28 (Sept. 1977): 17–19.
92. Plath. P., Medizinische Indikation und Kontraindikation der Hörgeräte-Versorgung. *Technische Hilfe bei der Rehabilitation Hörgeschädigter.* V. J. Geers, F. Keller, A. Löwe, P. Plath. Rehabilitation und Prävention 11. Berlin–Heidelberg–New York: Springer. Heidelberg: Stiftung Rehabilitation, 1980. 93–96.
93. Plath. P., Das Ohr. *Technischer Ratgeber für Eltern schwerhöriger Kinder.* Bundesgemeinschaft der Eltern und Freunde schwerhöriger Kinder (Hg.). Hamburg, 1988. 5–11.

94. Plath. P., Probleme der Spätversorgung mit Hörgeräten. *Hörakustik* 24. 1 (Jan. 1989): 4–9.

95. Pröschel, U. L. J. u. W. H. Döring, Richtungshören in der Horizontalebene bei Störungen der auditiven Selektionsfähigkeit und bei seitengleicher Innenohrschwerhörigkeit: Teil 1. *Audiologische Akustik* 29. 3 (1990): 98–107.

96. Richtberg, W., Hörbehinderung als psychosoziales Leiden. *Gesundheitsforschung* Bd. 32. Der Bundesminister für Arbeit und Sozialordnung. Bonn. 1980.

97. Richtberg, W., Schwerhörigkeit aus psychologischer und soziologischer Sicht. Vortrag auf dem 2. Kongreß der Sektion ‹Gutes Hören› im Deutschen Grünen Kreuz, München, 9. 11. 1984.

98. Richtberg, W., Schwerhörigkeit aus psychologischer und sozialer Sicht. *Der Hörgeräte-Akustiker* 21. 7 (Juli 1986): 4–8.

99. Richtberg, W., Zumeist verkannt – Schwerhörigkeit. *Hörakustik* 24. 5 (Mai 1989): 58–62.

100. Richtberg, W., Schwerhörigkeit und ‹Patient Familie›: Erfahrungen mit familientherapeutischen Seminaren für Angehörige und Partner mit Hörbehinderten. *Hörakustik* 24. 9 (Sep. 1989): 6–17.

101. Rieländer, M., *Reallexikon der Akustik*. Frankfurt/M.: Bochinsky, 1982.

102. Rosegger, P., *Heimgärtners Tagebuch*. München: Staackmann o. J.

103. Scheder Bieschin, R., Anatomie der Schwerhörigen Identität. *Der Hörgeräte-Akustiker* 19.8 (Aug. 1984): 37–43.

104. Schneidrzik, W. E. J., *Gesundheitsratgeber für Senioren: Gesundheitsregeln bei Befindlichkeitsstörungen älterer Menschen*. 2., überarb. Aufl., Stuttgart– New York: G. Fischer, 1992.

105. Schürmann, J., Mikrobiologische Aspekte bei der Wiederverwendung von Hörgeräten. Fachvortag zum 34. Internationalen Hörgeräte-Akustiker-Kongreß, Nürnberg, 13. 10. 1989.

106. Schulte, K., Hören als Problem – Hinweise zu Akzeptanz und Einfluß von Hörgeräten. *Sprache–Stimme–Gehör* 13 (1989): 71–75.

107. Schultz-Coulon, H.-J., Hören im vorgerückten Lebensalter: – Kritische Betrachtung der sogenannten Altersschwerhörigkeit. *HNO* 33 (1985): 2–10.

108. Schultz-Coulon, H.-J. u. H. Schultz, Zur Effektivität der Hörgeräteversorgung. *Laryng. Rhinol.* 59 (1980): 369–377.

109. Schunk, I., Das zweite Gehör. *Der Hörgeräte-Akustiker* 19. 5 (Mai 1984): 42–44.

110. Schunk, I., Sieg auf der ganzen Linie. *Der Hörgeräte-Akustiker* 21. 2 (Feb. 1986): 32–37.

111. Seifert, K., Hörgeräte-Verordnung in der HNO-Praxis: I. Allgemeine Grundlagen der Verordnung und der Hörgeräte-Technik. *HNO* 35 (1987): 149–156.

112. Seifert, K., Hörgeräte-Verordnung in der HNO-Praxis: II. Hörgeräte-Bauformen und beidohrige Hörgeräte-Versorgung. *HNO* 35 (1987): 181–187.

113. Seifert, K. in: *Die Sprechstunde: Werden wir alle einmal taub? – Vom Walkman zum Hörgerät?* Fernseh-Live-Sendung anläßlich des «Festivals des Hörens», Erlangen. BR 3: 25. 9. 1990, 20.45–21.30 h.

114. Seifert, K. in: Was ist der Mensch dem System wert? 3. Teil. *Hörakustik* 26. 2 (Feb. 1991): 22–25.

115. Streithorst, B., Warum so spät eine Hörhilfe? *DSB-Report* 6. 6 (Nov./Dez. 1984): 10–13.

116. Streithorst, B., Grenzen des Absehens. *DSB-Report* 9. 1 (Jan./Feb. 1987): 30–33.

117. Türk, R., Rehabilitation von Schwerhörigen mit Hilfe von Hörgeräten und Hörtaktik. *HNO* 36 (1988): 324–328.

118. Türk, R., H. Breidert u. G. Müller, Informationsstand und Probleme der Hörgeräte-Träger zur Verbesserung der Hörgeräte-Versorgung. *Der Hörgeräte-Akustiker* 20. 10 (Okt. 1985): 56–66.

119. Veit, I. in: *Reallexikon der Akustik*. M. Rieländer (Hg.). Frankfurt/M.: Bochinsky, 1982. 136.

120. Vognsen, S., *Hörbehindert: Wie Schwerhörige ihre Alltagsprobleme meistern*. Heidelberg: Median, 1976.

121. Wallenberg, E. L. von, u. B. Kollmeier, Sprachverständlichkeitsmessungen für die Audiologie mit einem Reimtest in deutscher Sprache: Erstellung und Evaluation von Testlisten. *Audiologische Akustik* 28. 2 (1989): 50–65.

122. Warncke, H., Wann Hörgeräte ins Schwitzen kommen ... *Hörakustik* 24. 7 (Juli 1989): 64–65.

123. Warncke, H., ESD-Verstärker-Technologie. *Hörakustik* 24. 2 (Feb. 1989): 62–65.

124. Warnke, E. F., Verbesserte und neue technische Hilfen für Hör- und Sprechbehinderte. *Der Hörgeräte-Akustiker* 15. 11 (Nov. 1980): 31–48.

125. Wedel, H. von, Ein Beitrag zur Physiologie und Psychophysik des binauralen Hörens. *Arbeitstagung für Hörerziehung*. Bund Deutscher Taubstummenlehrer (Hg.). Burg Feuerstein, Tagungsbericht 1979/80: 1–13.

126. Wedel, H. von, u. M. Böttinger, Erfassung und Bewertung des ‹sozialen Hörvermögens› bei Patienten mit Hörgeräten: Teil 1. *Audiologische Akustik* 22 (1983): 134–149.

127. Wedel, H. von, Der optimale Zeitpunkt für eine Hörgeräteversorgung. Statement zum 2. Kongreß der Sektion ‹Gutes Hören› im Deutschen Grünen Kreuz, München, 9. 11. 1984. Deutsches Grünes Kreuz (Hg.), Marburg, 1984.

128. Wedel, H. von, U. C. von Wedel, P. Zorowka, Aspekte zur Hörgeräte-Auswahl und -Anpassung aus pädaudiologischer Sicht. *HNO* 37 (1989): 397–405.

129. Westermann, Søren, Der Einfluß von IO- und HdO-Geräten auf das Richtungshören und Sprachverständnis bei Nebengeräuschen: 1. Teil. *Der Hörgeräte-Akustiker* 20. 1 (Jan. 1985): 40–49.

130. Westermann, Søren, Der Einfluß von IO- und HdO-Geräten auf das Richtungshören und Sprachverständnis bei Nebengeräuschen: 2. Teil. *Der Hörgeräte-Akustiker* 20. 2 (Feb. 1985): 22–28.

131. Wienke, A., Taubheit nach durchgeführter Stapesplastik. *Laryngo-Rhino-Otol.* 71 (1992): 376–377.

132. Wir präsentieren: Die neue Werbung der Fördergemeinschaft Gutes Hören. *aktuell.* Information der Fördergemeinschaft Gutes Hören (Hg.). Ausgabe 1/84. Wendelstein, 1984.

133. Zenner, H.-P. in: *Die Sprechstunde: Werden wir alle einmal taub? – Vom Walkman zum Hörgerät?* Fernseh-Live-Sendung anläßlich des «Festivals des Hörens», Erlangen. BR 3: 25. 9. 1990, 20.45–21.30 h.

134. Zentralverband der Elektrotechnik- und Elektronikindustrie, Fachverband Batterien (Hg.), *Die Situation nach Unterzeichnung einer freiwilligen Vereinbarung mit dem Ministerium für Umwelt, Naturschutz und Reaktorsicherheit am 9. September 1988.* Hannover o. J.

## 9.4 Bildnachweis
(in alphabetischer Reihenfolge)

R. Blankenhahn (Abb. 3.1, 3.2, 3.4, 3.5, 4.3, 4.4, 4.16, 4.21, 5.5, 5.6, 5.7); die Abb. 4.1 und 7.1 sind aus: Blankenhahn, R.: «Schwerhörige Patienten». Praxis der Altenpflege. Schiefele, J., I. Staudt, M. Dach. München–Wien–Baltimore: Urban & Schwarzenberg, 1992: 84–94.

Danavox (Abb. 4.10, 4.20)

Hansaton (Abb. 5.3)

G. Künl (Abb. 7.2 bis 7.15)

micro-technic (Abb. 4.11, 4.13, 4.14)

Philips (Abb. 4.8, 4.17)

Phonak (Abb. 5.1, 5.4, 5.11)

Starkey (Abb. 4.12, 4.15, 4.18)

Viennatone (Abb. 4.5, 4.6, 4.19)

H. Warncke (Abb. 4.7, 4.9)

# Register

Hinweis: Seitenzahlen in **Fettdruck** zeigen **Abbildungen,** *Kursivschrift* deutet auf *Tabellen* hin.

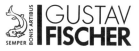